# 中国传统
# 道地药材
## 图典

主 编 曹晖 王孝涛

中国中医药出版社
·北京·

**图书在版编目（CIP）数据**

中国传统道地药材图典 / 曹晖，王孝涛主编 . —北京：中国中医
药出版社，2017.6

ISBN 978 - 7 - 5132 - 4253 - 0

Ⅰ . ①中… 　Ⅱ . ①曹…②王… 　Ⅲ . ①中药材 – 图集
Ⅳ . ①R282-64

中国版本图书馆 CIP 数据核字（2017）第 116952 号

**中国中医药出版社出版**

北京市朝阳区北三环东路 28 号易亨大厦 16 层
邮政编码　100013
传真　010 64405750
北京市松源印刷有限公司印刷
各地新华书店经销

开本 880×1230　1/16　印张 22　字数 317 千字
2017 年 6 月第 1 版　2017 年 6 月第 1 次印刷
书号　ISBN 978 - 7 - 5132 - 4253 - 0

定价　198.00 元
网址　www.cptcm.com

**社 长 热 线**　**010-64405720**
**购 书 热 线**　**010-89535836**
**侵 权 打 假**　**010-64405753**

**微信服务号**　**zgzyycbs**
**微商城网址**　**https://kdt.im/LIdUGr**
**官 方 微 博**　**http://e.weibo.com/cptcm**
**天猫旗舰店网址**　**https://zgzyycbs.tmall.com**

如有印装质量问题请与本社出版部联系（010 64405510）

# 《中国传统道地药材图典》
# 编委会

| | | |
|---|---|---|
| 主　　编 | 曹　晖 | 王孝涛 |
| 编　　委 | 张　英 | 吴孟华　马志国 |
| | 李　磊 | 张睿蕊　蒋以号 |
| | 林　华 | 钟燕珠　龚又明 |
| | 王胜勇 | 高　进　陈　昕 |
| | 赵　斌 | 王　琼 |

# 主编简介

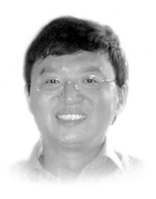

**曹　晖**，全国名老中医药专家（王孝涛）学术经验继承人。香港中文大学博士，日本国立富山医科药科大学博士后研究员，暨南大学药学院教授，国家中药现代化工程技术研究中心主任。兼任国家药典委员会委员、中国中药协会中药材种植养殖专业委员会副理事长、中国商品学会中药商品专业委员会副理事长、四川江油市政府（附子研究所）特邀顾问、四川甘孜藏族自治州政府中藏药业开发科技顾问、山西浑源县政府和五寨县政府中医药科技顾问。

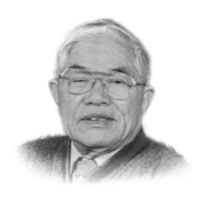

**王孝涛**，中国中医科学院资深研究员、首席研究员、荣誉首席研究员等。兼任国家秘密技术审查专家组专家、中国社会经济调查中心专家委员会委员、中国中药协会中药饮片专业委员会名誉主任，首批国家级非物质文化遗产代表性传承人，文化部非物质文化遗产保护工作先进个人，享受国务院政府特殊津贴。

# 论道地药材（代序）

## 一、"道地药材"的含义

"道地药材"或称"地道药材"，是具有中国特色的对特定产区的名优正品药材的一种特称。自古以来，就有很多论述。

东汉《神农本草经》序文谓："药有……采治（造）时月、生熟、土地所出。"提示用药如不注意土地所出，就会影响治病效果。

南朝时期，梁·陶弘景《本草经集注》云："诸药所生，皆有境界……江东以来，小小杂药，多出近道，气势（力性）理不及本邦，假令荆益不通，则令（全）用历阳当归、钱唐（塘）三建，岂得相似？所以治（疗）病不及往人，亦当缘此。"这说明使用非道地药材不如使用道地药材疗效好。

唐·孙思邈《备急千金要方》序例谓："古之医者……用药必依土地，所以治十得九。"这是说只有采用道地药材，才能取得良好的医疗效果。

宋·寇宗奭《本草衍义》序例云："凡用药必须择土地之所宜者，则药力具，用之有据……若不推究厥理，治病徒费其功，终亦不能活人。"说明用药选择道地药材，药效才好。

金·李杲《用药法象》云："凡诸草木昆虫，产之有地……失其地，则性味少异。"说明药材性味与产地密切相关。

明·刘文泰《本草品汇精要》对绝大多数药物在论述产地时专门设"道地"一项，这是历代本草明确道地药材产区的最早文献。而其他文献则多以某地"为佳""为良""最胜"等表示道地药材的质量。

明·陈嘉谟《本草蒙筌》谓："地产南北相殊，药力大小悬隔。"又说："凡诸草本、昆虫，各有相宜地产，气味功力，自异寻常……华阴细辛，银夏柴胡，甘肃枸杞，茅山玄胡索、苍术，怀庆干山药、地黄，歙白术，绵黄芪，上党参，交趾桂，每擅名因地，故以地冠名。地胜药灵，视斯益信。"其中"地胜药灵"总结了古人也包括他本人在内关于道地药材气味药力与治病功效之间的相关性。

清·汪昂《本草备要》凡例云："药品稍近遐僻者，必详其地道形色。如习知习见之药，则不加详注。"说明"地道"一词始见于清代本草，含义与"道地"相同。只不过是它的出现，较"道地"一词的出现晚而已。

清·徐大椿《医学源流论》云："古方所用之药，当时效验显著……而今依方施用，竟有应与不应，其故何哉？盖有数端焉。一则地气之殊也，当时初用之始，必有所产之地，次乃其本生之土，故气厚而力全，以后传种他方，则地气移而力薄矣。"显然，这就与用药"道地"与不"道地"大有关系了。

那么，究竟什么才叫"道地药材"呢？"道地药材"就是在特殊自然条件、生态环境内所产的药材，且生产较为集中，栽培技术、采收加工也都有讲究，以致较同种药材在其他地区所产者品质佳、疗效好、为世所公认而久负盛名者。因此，在药名前多冠以地名，以示其道地产区。如西宁大黄、宁夏枸杞、川贝母、川芎、秦艽、辽五味、关防风、怀地黄、密银花、亳菊花、宣木瓜、杭白芷、浙玄参、江枳壳、苏薄荷、茅苍术、建泽泻、广陈皮、泰和乌鸡、阿胶、代赭石等。例外的情况是有少数药材，药名前所冠的地名不是指产地，而系指进口或集散地而言，如广木香，并非广州所产，而是从广东进口集散；藏红花，亦非西藏所产，而是从西藏进口。另外，《证类本草》所引《本草图经》之药材，其药名前所冠的地名，大多不表示道地药材，而只反映该地区所产药材品种，如"江宁府茵陈"。实为唇形科植物牛至，在宋代江宁府混称茵陈，故以为名，所以它根本就不是道地药材。

## 二、"道地药材"的形成

### （一）优良品种遗传基因是形成"道地药材"的内在因素

　　药材的好坏，首先与"种"有直接关系。例如黄芪就有很多种，但以蒙古黄芪为上品。大黄也有很多种，驰名中外的西宁大黄和凉州大黄的来源是蓼科大黄属掌叶组的掌叶大黄和唐古特大黄（鸡爪大黄）；非掌叶组的华北大黄、河套大黄等即使将其移栽到与掌叶大黄相同的生态环境中，亦绝对成不了大黄的道地药材，这是由于"种"这个重要的内在因素决定的。栽培的药材，即使是同一种，还有种下品种等问题，例如药用菊花，商品就有亳菊、滁菊、怀菊、川菊、杭菊之别。他们在药材性状上各具特色，在有效成分含量上亦互有差异，而且都具有一定的稳定性。这就是遗传基因在起作用。又如怀地黄，在河南旧怀庆府地区（现焦作市所辖诸市、县）就有白状元、金状元、北京一号等品种，分别有个头大、产量高、梓醇含量高，抗旱、抗涝和抗病虫害能力强等优点。当归则以"寸金头"、宣木瓜以"芝麻点"、天麻以"水红杆天麻"等品种为佳，因为遗传基因这个内在因素在生物体内还控制着有效成分的合成，故药材质量也受遗传基因的影响。这一点对道地药材来说，是不可忽视的。为此，道地药材质优效佳，可以认为与优良的种质有密切的关系。

### （二）特定的生态条件和优良的栽培加工技术是形成"道地药材"的重要外在因素

　　任何植物，包括药用植物在内的生长、发育与繁殖，都离不开其生活环境。特定的生态环境条件，是构成道地药材最重要的外在因素，这主要是因为我国各地的水土、气候、日照等生态环境因子千差万别，而某一地域的这些因子有着特殊的条件，致使某种植物的生长发育、开花、休眠，甚至器官的外部形态和内部构造以及生理机能和有效成分的合成都发生变化，使中药材品质产生差异。药用植物如对这个特定的生态环境能够很好地适应，又因其适应性而产生获得性遗传的种内变异，无论气候生态型、光照生态型、土壤生态型都将形成品质优异的道地药材。生态型不同，往往品质差异很大，药力疗效亦有所区别。如欧乌头 Aconitum napellus 生长在寒冷气候条件下者无毒，而生长到温暖气候条件下的地中海地区就变为有毒了。各地中药青蒿（黄花蒿）中青蒿素含量高低不等，生长在北方的青蒿，其青蒿素含量甚低，而生长在南方四川、广东、海南、广西等地的青蒿素含量远较北方高得多。实验证明，青蒿素含量与当地光照时间和强度有重要关系。宁夏枸杞驰名中外，其自然生长环境为西北高原，日照时间长、昼夜温差大，且盐碱地具有土质疏松肥沃的特点。内蒙古地区生长的蒙古黄芪，含微量元素硒（Se）远较其他地区为高。这种特色的形成，显然与不同地区水土中本身所含微量元素的种类和含量有重要关系，正因为如此，药材中微量元素的检测，已成为鉴定道地药材品种的方法之一。由上可知，道地药材品质之所以好，主要是由于该地域具有得天独厚，特别适合该种药用植物生长发育的自然条件和地理环境，因而也就特别适宜于某些活性成分和微量元素的形成积累。

道地药材还有一个共同的特点，那就是除少数野生品外，多数已可人工栽培，因而产量大，产地集中。千百年来种植者对药材不断精心培育并采取特殊的栽培技术与管理措施，不断总结发展药材育种、种植、采收和加工技术，也是道地药材形成的重要原因之一，如河南的怀地黄、四川彰明（江油）的附子，其栽培与加工技术都有数百年的历史和独到之处。

特殊的栽培技术不仅能调整药用植物的生态环境，而且能对其生长发育产生直接影响，对其有效成分的形成、积累和分布都紧密相关。据报道，采用适当降低土壤含水，增施氮、磷肥料及增产灵、$B_9$、三十烷醇等激素，降低光照强度等措施，均可不同程度地提高伊贝母 Fritillaria pallidiflora 鳞茎中生物碱的含量。在人参栽培中，微量元素锗（Ge）能在增产方面起关键作用。

道地药材对采收季节、产地加工都很讲究，这是保证道地药材质量的最后两道关口。如果采收不适时宜或产地加工粗放，势必导致质差效低，而使前功尽弃。

### 三、"道地药材"产区时有变迁

"道地药材"既然以品质好、疗效佳为主要标志，又是人为地以"择优而立"为选拔准绳，那么，随着时代的发展，医药学的进步，当人们发现了比原先认为的"道地药材"更为质优效佳的品种时，往往会记录新的道地产区。如地黄，自魏晋以至于明，对道地产区的记述各有不同，有咸阳（陕西）、彭城（江苏铜山）、同州（陕西大荔）与怀庆（河南沁阳）之别，但近代则专认怀庆地黄为"道地"。李时珍早就指出："今人惟以怀庆地黄为上，亦各处随时兴废不同尔。""随时兴废不同"，实即指时代变迁，道地药材的道地产区也会发生变迁之意。人参，古本草莫不以生于上党者为道地。《证类本草》转引《本草图经》的潞州人参图，图见四桠五叶（四匹叶），顶有伞形花序，就是指出产于山西上党潞州（今长治县）一带的五加科人参 *Panax ginseng*。《证类本草》说："昔陶弘景称人参上党者佳，今惟沈阳、吉林、宁古塔诸山中所产者神效，上党之参直同凡卉矣。"这是说人参的道地产区历史上有变化，清代时就从古代山西上党变迁为东北地区了。细辛，《本草图经》云："华州真细辛，根细而味极辛，故名之曰细辛。"《本草品汇精要》明确"［道地］华阴山谷"，是说陕西产的华细辛 *Asarum sieboldii* 为道地药材，而现在细辛则以辽细辛 *Asarum hererotropoides* var. *mandshuricum* 为道地，不但产地变了，就连品种也变了。又如泽泻，《名医别录》与《新修唐本草》均言"生汝南池泽"。陶弘景说："汝南郡属豫州（在河南境），今近道亦有，不堪用，惟用汉中、南郑、青州（属山东）、代州（属山西）者，形大而长，尾间必有两歧者好。"《本草图经》云："今山东、河、陕、江淮亦有之，汉中者佳。"《本草品汇精要》谓："［道地］泾州、华州、汉中者佳。"而现代则以建泽泻为道地药材。

古今道地药材产区时有变迁，原因多端，而自然地理条件的改变和人为因素的影响至关重要。例如人参古代产于上党，而现时上党为何不产人参，很可能是当时上党有森林，而后来逐渐被砍伐，破坏了人参的生长环境，自然条件的改变使人参在上党绝迹。因此，只有严格保护道地产区的特定生态环境，改造那些不利因素，并在此基础上扩大发展新的道地产区，才能保持道地药材不衰。

另外，"道地药材"的产区也有很多是长期没有改变的。如牛膝，《本草图经》谓："生河南川谷及临朐，今江、淮、闽、粤、关中亦有之，然不及怀州者为真。"宋代即以"怀州牛膝为道地"，而现代仍以怀牛膝最为驰名。又如乌药，《本草图经》云："乌药生岭南邕容州及江南，今台州、雷州、衡州亦有之，以天台者为胜。"是说乌药以"天台"产品为道地，目前仍旧如此。

如上事实说明，千百年来"道地药材"始终是以"质优效佳"为标志，"择优而立"为准则。因此，"道地药材"在任何时期都会有强大的生命力。

## 四、发展道地药材生产的深远意义

### （一）发展道地药材生产是提高中药质量的战略方针

在野生药材不敷供应的情况下，有计划地进行药用植物的栽培实属必要。问题是如果中药发生供求矛盾，是在道地药材的原产区直接或就近扩大栽培，还是在全国各地普遍栽培，全面开花呢？关于后者，在 20 世纪 50 年代末期，全国各地提倡"南药北移，北药南植"，既不因地制宜，也不区别品种，其后果是相当严重的。

苋科的牛膝 Achyranthes bidentata 虽然在全国各地都能生长，但道地与非道地者，形性质量却大有不同。真正河南产的道地怀牛膝多呈长条形，挺直，长 30~100cm，直径 0.4~1.0cm，皮细，肉肥，味甜微苦。而外地产者则常短小、细瘦而多分歧，柴性强，干枯而不柔润，无弹性，味苦麻，当地不得不改称土牛膝或杜牛膝。在临床应用方面，怀牛膝以补肝肾为主，而土牛膝（杜牛膝）则以治咽喉痛为主。二者主治应用出现差异。类似这样的例子，古本草中也有所阐述。例如当归，公认的道地药材是秦归。李时珍曾言："以秦归头圆尾多色紫气香肥润者名马尾当归，最胜他处。"显然以秦归为"道地药材"。李时珍还引韩懋之言曰：当归"川产者力刚而善攻"，"秦产者力柔而善补"。这是说不同产地的当归在疗效方面是有差别的。《伪药条辨》云："附子以蜀地绵州出者为良，气味辛热有大毒……今陕西亦莳种附子，谓之西附，性虽辛温，而力稍薄，不如生于川中者土厚而力雄也。"这是说尽管陕西与四川附子品种相同，但陕西栽培的附子不如四川附子好，性有温热之别，力有厚薄之分，治病疗效也就不同。以上几个例子足以说明，如果不是道地药材，一者药材质量差，二者性效有所改变。我认为这就是古今中医药学者强调发展道地药材的原因所在。因此，发展道地药材的生产是有战略意义的。

另外，现在某些野生道地药材产区，对野生道地药材不予保护重视，使其濒临绝种。为此，在利用道地药材资源，特别是野生道地药材资源时，必须根据其生物学特性、种群关系，制订出合理的利用与再生保护方案。

### （二）　发展道地药材生产是解决伪劣混乱品种的根本措施

伪劣混乱品种是与正品优质药材相对而言的，非正品优质药材，如又非地方标准收载的异物同名品种，可统统归于伪劣混乱品种之列，而道地药材恰恰又是正品优质药材的保证。当然，正品优质药材不一定全都是道地药材，但道地药材必然是优质药材。

近三十年来，中药伪劣品种日益增多，质量日趋下降，问题发生的主要根源在于药源不足，供求矛盾紧张。为此，笔者认为解决问题的办法在于有计划地发展道地药材的生产，绝不盲目，否则非但无益，反而有害。

众所周知，当一种药材，特别是稀有贵重药材一旦货源紧张，伪劣混乱品种立即应运而生。如三七 *Panax notoginseng* 一度货源紧缺，则商品藏三七、藤三七、水三七、姜三七以及伪品三七等层出不穷，但当正品三七种植逐渐稳定后，次品、混杂品、伪品等也就销声匿迹了。因此，只有发展正品道地药材的生产，才能淘汰伪劣混乱品种。

如上所述，发展道地药材生产是根本问题。要保持道地药材的优势，还必须加强对道地药材的科学研究。例如使优良种质不退化，以及加紧高产、抗病害、高含量新品种培育研究，加强全国道地药材区划研究，道地药材生态环境与有效成分含量、微量元素种类关系研究，道地药材与非道地药材品质分析与临床疗效对比研究，道地药材栽培技术和产地加工研究等等，都是非常必要的。

　　鉴于我国人口众多，"非道地药材不处方"的想法是不切实际的。一些分布较广、"习知习见"的小品种，如蒲公英、荭草、雀卵等，并无道地与非道地之分。所以在重视发展道地药材的同时，若遇到道地药材不敷供应的情况，适当"就地取材"或"就近取材"，以广泛利用和开拓新药源，从而进一步缓和药材供求矛盾，也是可取的。

　　总之，发展道地药材生产是百年大计，是自古以来历史经验总结的启示，对发展祖国医药学事业和突出中医药特色，均具有深远意义。

谢宗万

1990 年

# 前 言

　　古代医药文献都会记载"药出州土""采造时月""药藏",认为"出产择地土""采收按时月""藏留防耗坏"等,说明古代中医就采用限制中药材的生长区域、生长期(年)限,控制采药季节、干燥条件、藏储期限等保证中药材的质量。其中以"药出州土"为代表的"道地药材"自古以来即是医家对特定产区名优药材的一种代称,成为判定中药临床疗效的主要因素之一。可以说**"道地药材"是指经长期医疗实践证明质量优、临床疗效高、地域性强的一类药材**。其具特定种质、特定产区、特定生产技术(采制加工方法),与现代药材管理中的原产地域保护产品或地理标志产品概念相似。作为古老而通俗、内涵丰富而科学的特殊概念,"道地药材"一词集地理、质量、经济、文化概念于一身。其形成与发展,关键在于优良品种遗传基因这一内在因素,既与当地土壤、气候、水质、生态环境等地理因子和生态因子密切相关,也与当地栽培(养殖)加工技术、应用历史、流通经营、传统习俗等社会经济和人文环境因素关系密切。

　　中药生产及其自然资源与自然条件、社会经济条件,甚至生态环境、地质背景和区域划分等规律的认识与利用密切相关,有较长的渐进历程。对于我国动植物分布、生态环境及地域划分规律的认识,早在两千年前的古籍里就有记述。《尚书·禹贡》将我国领土分为"九州"(冀、兖、青、徐、扬、荆、豫、梁、雍),并按"州"分别记述其土壤、物候、农产、交通、田赋等,这是我国也是世界最古老的"自然区划"。《周礼·地官》所载"以土会之法,辨五地之物生",是最早有关区域适应性的论述,说明应据土壤之别合理选择适宜的作物种植。《淮南子·主术》载"草木未落，斤斧不得入山林"，最早提出保护森林生态环境的有效措施。《神农本草经》指出"土地所出，真伪新陈，并各有法"，更明确强调中药材应区分产地，讲求道地的重要性。其后，梁代陶弘景《本草注集注》亦指出："诸药所生，皆有境界。"唐代孙思邈《备急千金要方》强调"药必依土地，所以治十得九"。唐代《新修本草》言："窃以动植形生，因方舛性，春秋变节，感气殊功。离其本土，则质同而效异。"这些记述说明，我们祖先很早以前就意识到按照生态规律发展中药生产的重要性，临床用药必须选择道地药材，如"川广云贵，南北浙怀，秦陕甘青"以及祁州（河北安国）"十三邦"和樟树（江西）等药市所产（集散）药材，如今仍为中药贸易的"脊梁"，在中药市场中占有举足轻重的地位。

中国道地药材的研究是 20 世纪 80 年代才开始的，相关全国性图谱类著作有胡世林主编的《中国道地药材》（1989 年）和《中国道地药材原色图说》（1997年）、黎跃成主编的《道地药与地方标准药原色图谱》（2002 年）、王强和徐国均主编的《道地药材图典》（2003 年）、彭成主编的《中华道地药材》（2011年），地方性图谱类著作有万德光主编的《四川道地中药材志》（2005 年）、邓家刚和韦松基主编的《广西道地药材》（2007 年）、陈蔚文和徐鸿华主编的《岭南道地药材研究》（2007 年）、孙启时主编的《辽宁道地药材》（2009 年）等，主要涉及名称、来源、产区、形态、药材性状等现代内容，配以基原植物的彩色照片。而王家葵主编的《中药材品种沿革及道地性》（2007 年）、徐春波主编的《本草古籍常用道地药材考》（2007 年）等著作主要是关于传统道地药材沿革研究，而缺乏图像资料。由于古代印刷术的限制及中药采制技术"口传心授"传承模式影响，迄今有关传统道地药材图谱的挖掘研究工作严重滞后，专门的古代道地药材图谱尚属空白。

本书作者长期从事中药本草文献和道地药材研究，作为国家非物质文化遗产项目炮制代表性传承人及其弟子们，通过王孝涛传承工作室、王孝涛传承工作室广东

分部（依托于暨南大学、广东省中医院、国家中药现代化工程技术研究中心）传承
"中药采制控质论"学术思想过程中，搜集了国内外保存的古代文献中万余幅中药
传统道地药材彩绘图谱资料。历代正统本草著作中最早明确道地药材产区的文献是
明代中期官修的《本草品汇精要》，在其编写体例"二十四则"之一的"地"项中
明确标注"道地"地名。《中国传统道地药材图典》（以下简称《图典》）全书循
《本草品汇精要》草部、木部、果部、米谷部、菜部等分类，以其正文 268 种药
材"地"则项下专门论述的 "道地"产地为主线，遴选出 500 幅古代道地药材彩
绘图谱（以《本草品汇精要》罗马国立中央图书馆藏清抄本为主，个别用日本杏
雨书屋藏弘治原本及台湾藏万历摹本），辅以汉《名医别录》、唐《千金翼方》、
宋《本草图经》、明《本草品汇精要》、民国《药物出产辨》所载道地产区，精
心考证，编撰成书。附录整理了历代有代表性的本草文献中收载的道地药材产区，
其中唐代和明代按照当时行政区划分，而汉代、宋代按照现代行政区划分类。大
致可见中国药材自秦汉、唐宋、明清至民国的道地产区沿革与变迁。而现代道地
药材由于赋予了中药区划、GAP 规范、地理商标和标志（原产地域保护产品）等
新内涵，各相关行业协会也组织评选了"药材之乡""道地药材基地名录"等，
因此按照现代行政区划详细收载各个政府部门和行业协会发布的药材名录。

　　本《图典》为首部集中展现中药传统道地药材的专门图典，读者可跨越时
空藩篱，将中药道地药材精品尽收眼底，必将对研究界和药学爱好者鉴藏带来
启发性影响。不但适宜于国内外中医药学界、中医药企业界人士参考，也适宜
于从事中国传统文化之研究的专业人士及一般爱好者阅读，实为欣赏与鉴藏的
上乘之作。

　　本《图典》除作者关于唐代、明代道地药材考证文章外，还参考了李鼎、马继兴、
王筠默、难波恒雄所著汉代、宋代道地药材考证文章。由于这些论文均发表于 20
世纪 50 至 90 年代，加之近二三十年城市化发展，使得我国行政区划和地名发生了
很大的变化，因此本《图典》以薛国屏《中国古今地名对照表》收载的 2008 年止

的中国县级行政区划地名为准，考证修订了部分地名。同时以已故生药本草学家谢宗万先生创立的"中药品种理论"之《道地药材论》作为代序，以资纪念。

特别需要说明的是本《图典》对于历代各道地产区药材名称、本草文献和各家研究论文均有详细记录，详见附录及主要参考文献，此从略。遴选出的 500 幅药材图谱部分药名前冠以地名，不作品种考证，有些药材与现代基原可能不同，读者引用时需加甄别。

编者水平有限，加上时间仓促，本《图典》中若有疏漏错误之处，敬请读者提出宝贵意见，以便再版时修订提高。

编　者

2017 年 5 月

# 目 录

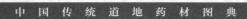

# 木　部

# 果 部

# 附　录

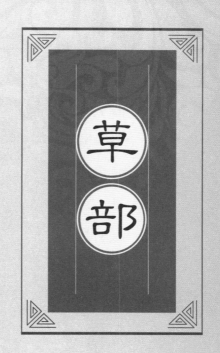

草部

# 黄　精

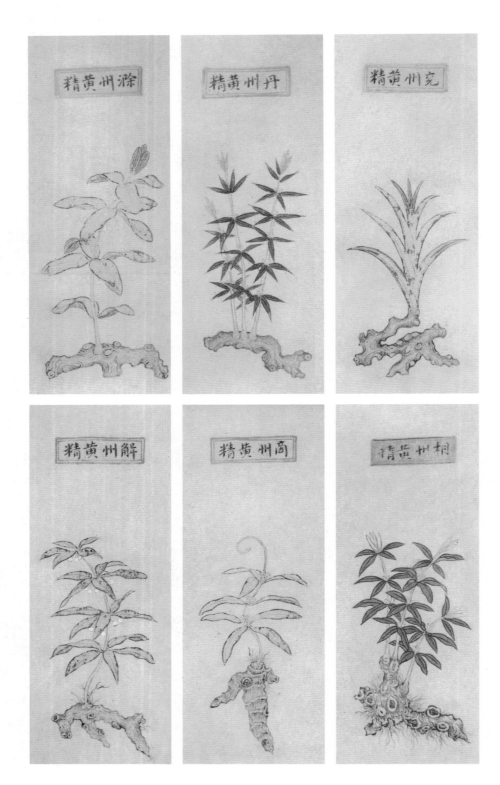

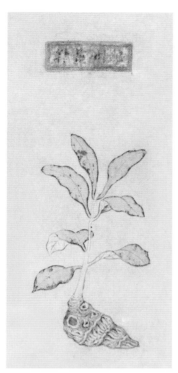
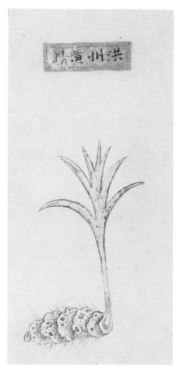
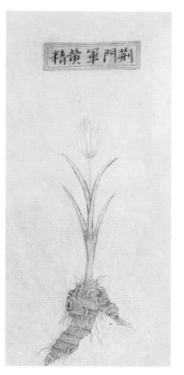

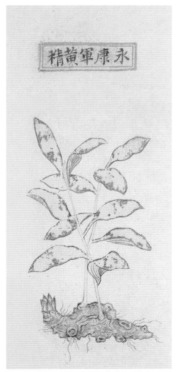

唐代　华州（陕西汉中市）。

宋代　滁州（安徽滁州市）、丹州（陕西宜川县）、兖州（山东兖州区）、解州（山西运城市）、商州（陕西商州区）、洪州（江西南昌市）、相州（河南安阳市）、荆门军（湖北荆门市）、永康军（四川都江堰市）。

明代　嵩山（河南登封市）、茅山（江苏金坛县）。

民国　湖南、连州（广东连州市）、乐昌（广东乐昌市）、南宁（广西南宁市）。

草部

# 菖 蒲

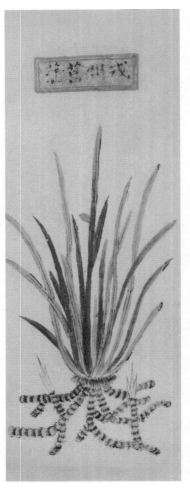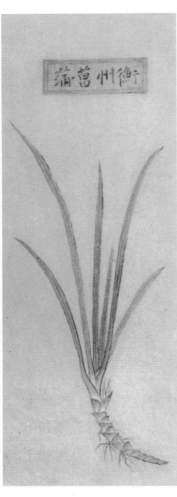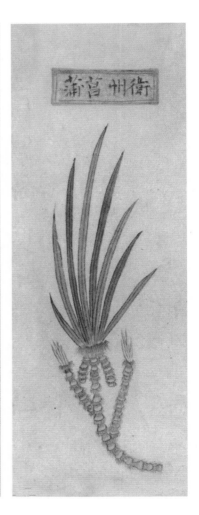

汉代　　上洛（陕西商县）、严道（四川荥经县）、蜀郡（四川成都市）。

唐代　　商州（陕西商州区）。

宋代　　戎州（四川宜宾市）、卫州（河南汲县）、衡州（湖南衡阳市）。

明代　　池州（安徽池州市）、叙州府（四川宜宾市）。

民国　　清远（广东清远市）、三坑（广东清远市）、石潭（广东清远市）、汉中府（陕
　　　　西汉中市）、禹州府（河南禹州市）、四川。

# 菊 花

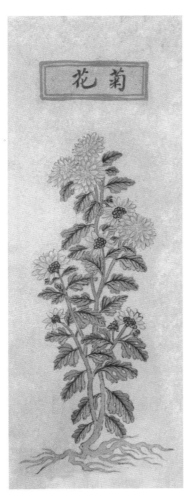 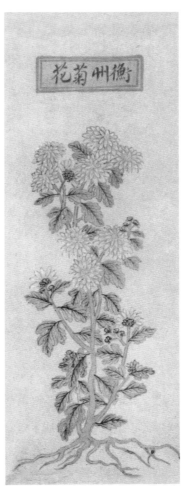 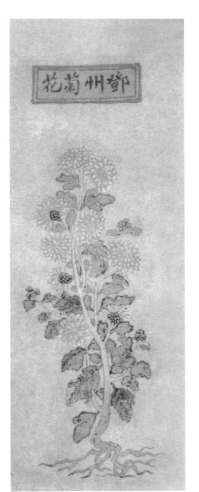

汉代　　雍州（陕西凤翔县）。

唐代　　邓州（河南邓州市）。

宋代　　衡州（湖南衡阳市）、邓州（河南邓州市）。

明代　　南阳菊潭（河南内乡县）。

民国　　亳州（安徽亳州市）、怀庆府（河南沁阳市）、潮州（广东潮州市）、杭州（浙江杭州市）、小榄（广东中山市）、滁州（安徽滁州市）。

# 人 参

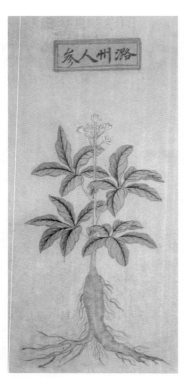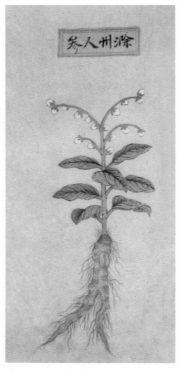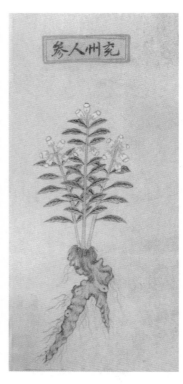

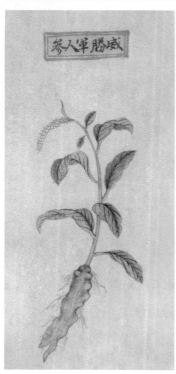

汉代　上党（山西长治市）、辽东（辽宁开原县）。

唐代　潞州（山西长治市）、箕州（山西辽县）、幽州（河北涿县）、檀州（北京密云区）、泽州（山西晋城县）。

宋代　潞州（山西长治市）、滁州（安徽滁州市）、兖州（山东兖州区）、威胜军（山西沁县）。

明代　辽东（辽宁辽阳市）、高丽（朝鲜）、潞州府（山西长治市）。

民国　奉天省新开河（吉林集安市）、奉天省石柱沟（吉林吉林市）、高丽国松都府（朝鲜开城）。

# 天门冬

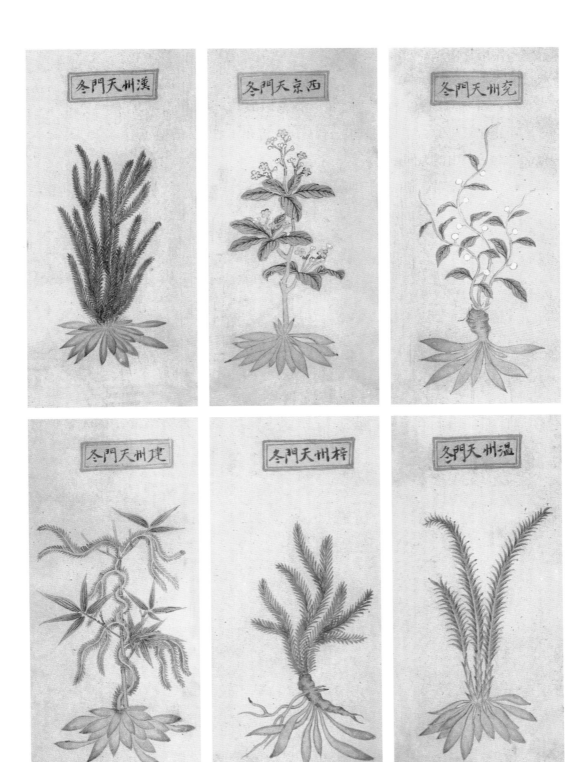

草部

汉代　　奉高（山东泰安市）。

唐代　　华州（陕西汉中市）。

宋代　　汉州（四川广汉市）、西京（河南洛阳市）、兖州（山东兖州区）、建州（福建建瓯市）、梓州（四川三台县）、温州（浙江永嘉县）。

明代　　北岳（山西大同市）。

民国　　四川、云南、湖南、广西。

# 甘 草

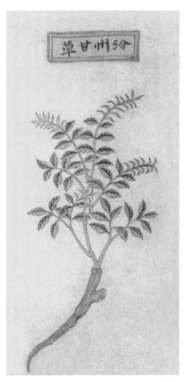 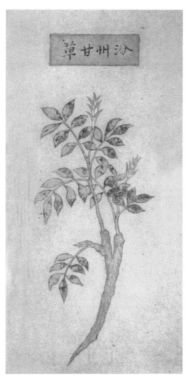 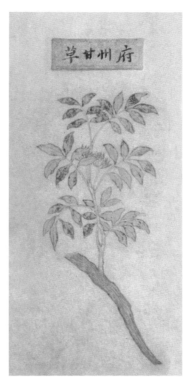

汉代　　河西（陕西关中东部黄河洛河之间）、上郡（陕西榆林市）。

唐代　　岐州（陕西凤翔市至岐山县）、瓜州（甘肃瓜州县）、并州（山西太原市）。

宋代　　汾州（山西汾阳县）、府州（陕西府谷县）。

明代　　山西隆庆州（北京延庆区至河北怀来县）。

民国　　内蒙古。

草部

# 地 黄

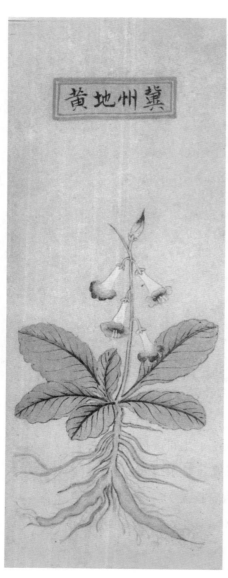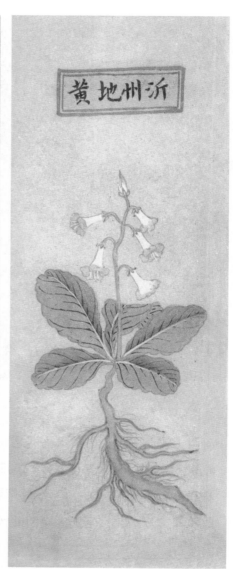

汉代　　咸阳（陕西咸阳市）。

宋代　　沂州（山东临沂县）、冀州（河北冀县）。

明代　　怀庆府（河南沁阳市）。

民国　　怀庆（河南焦作市）、沁阳（河南沁阳市）、武陟（河南武陟县）、温（河南温县）、孟（河南孟州市）。

# 苍 术

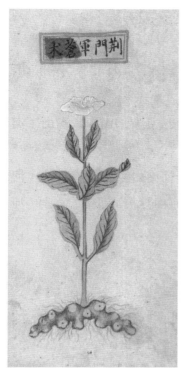

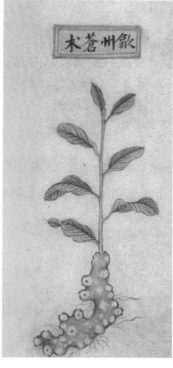

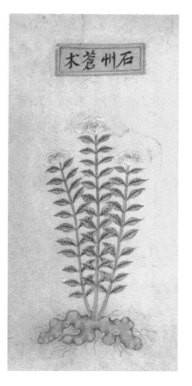

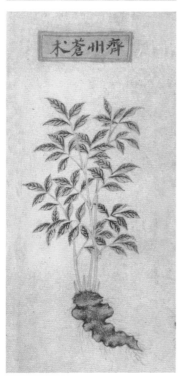

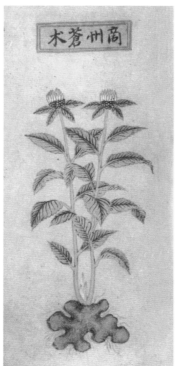

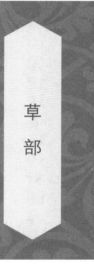

11

汉代　郑山、南郑（陕西南郑县）。

唐代　华州（陕西汉中市）。

宋代　石州（山西离石区）、商州（陕西商州区）、荆门军（湖北荆门市）、齐州（山东历城区）、歙州（安徽歙县）。

明代　蒋山（江苏南京市中山门外钟山）、茅山（江苏金坛县大茅山）、嵩山（河南登封县）。

民国　襄阳（湖北襄樊市）、郧阳（湖北十堰市）、马山口（河南内乡县）、紫荆关（河南淅川县）、米河（河南巩义市）、京山县（湖北京山县）、河南、直隶（河北、北京、天津）。

# 白　术

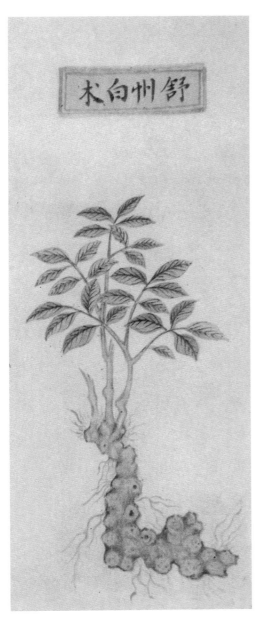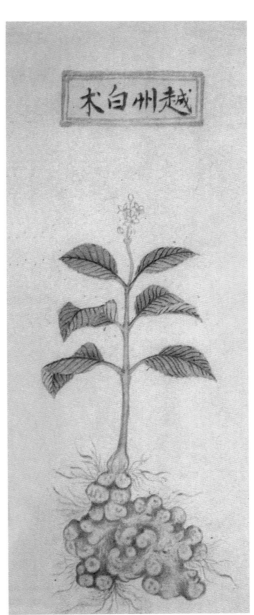

**宋代**　舒州（安徽潜山县）、越州（浙江绍兴市）。

**明代**　杭州於潜（浙江临安市）。

**民国**　浙江省宁波府（浙江宁波市）。

草
部

# 菟丝子

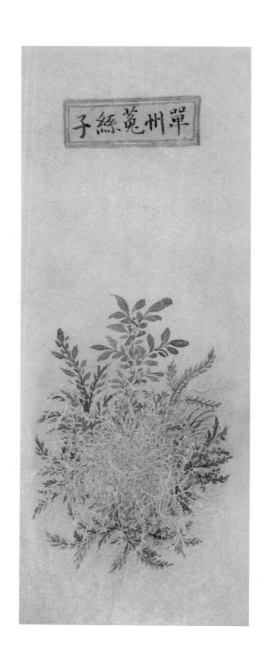

| 汉代 | 朝鲜（朝鲜）。 |
| --- | --- |
| 宋代 | 单州（山东单县）。 |
| 明代 | 冤句（山东曹县）。 |
| 民国 | 盖平（辽宁盖州市）、辽阳（辽宁辽阳市）、山东、河南、安徽、湖北。 |

# 牛 膝

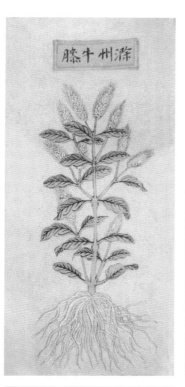 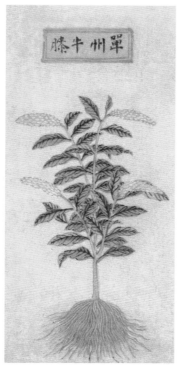 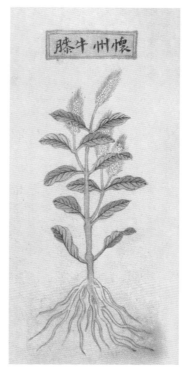

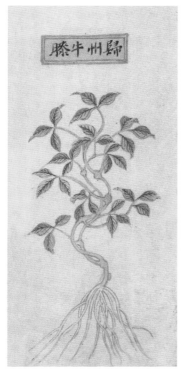

汉代　　河内（河南武陟县）、临朐（山东临
　　　　朐县）。

唐代　　华州（陕西汉中市）、怀州（河南沁
　　　　阳市）。

宋代　　单州（山东单县）、滁州（安徽滁州市）、
　　　　归州（湖北秭归县）、怀州（河南沁阳市）。

明代　　怀州（河南沁阳市）。

民国　　怀庆（河南沁阳市）、武陟（河南武
　　　　陟县）、龙安府（四川平武县），巫
　　　　山（重庆巫山县）、宜昌（湖北宜昌市）、
　　　　宜都（湖北宜都市）、兴山（湖北兴
　　　　山县）、资邱（湖北平邑县）、兴安（陕
　　　　西安康市）、汉中（陕西汉中市）。

# 防 葵

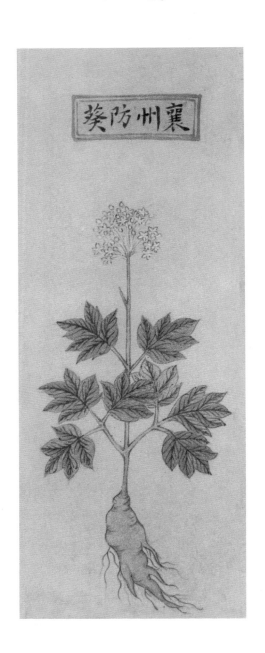

汉代　嵩高山、少室（河南登封市）、临淄（山东临淄区）。

唐代　秦州（甘肃天水市）、成州（甘肃成县）、兰州（甘肃兰州市城关区）。

宋代　襄州（湖北襄阳市）。

明代　汉中府略阳县（陕西略阳县）。

# 柴　胡

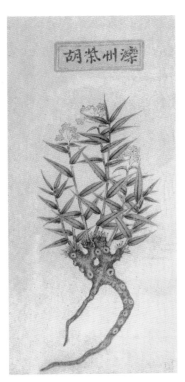

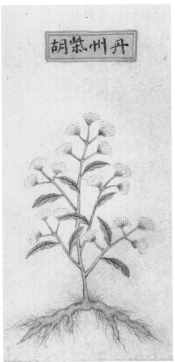

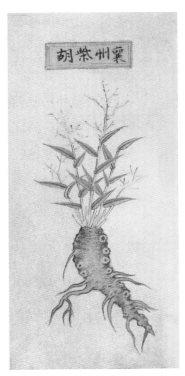

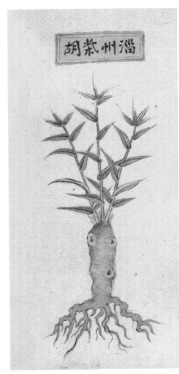

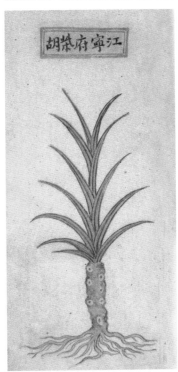

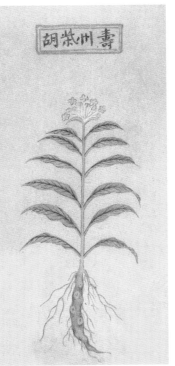

汉代　　　冤句（山东菏泽市）、弘农（河南灵宝市）。

宋代　　　丹州（陕西宜川县）、江宁府（江苏南京市）、淄州（山东淄川区）、寿州（安徽寿县）、襄州（湖北襄阳市）。

明代　　　延安府葭州（陕西横山县、佳县和米脂县）、直隶凤阳府（安徽寿县至凤台县）、滦州（河北滦县）。

民国　　　镇江府（江苏镇江市）、安徽。

# 麦门冬

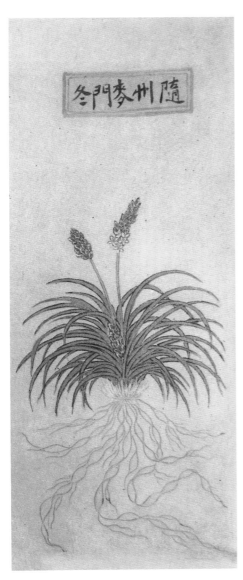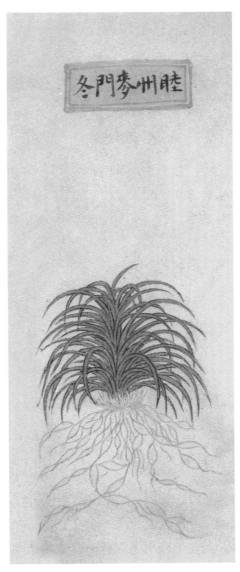

草部

汉代　　函谷（河南灵宝市）。

唐代　　华州（陕西汉中市）。

宋代　　睦州（浙江建德市）、随州（湖北随州市）。

明代　　直隶应天府（江苏南京市）、新安（江苏睢宁县）。

民国　　绵州（四川绵阳市）、杭州（浙江杭州市）。

# 独　活

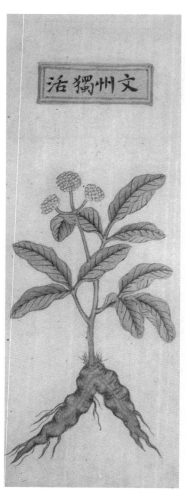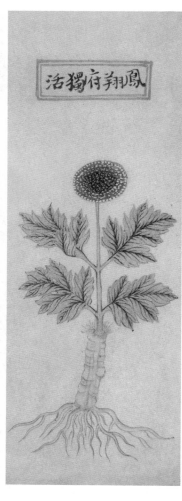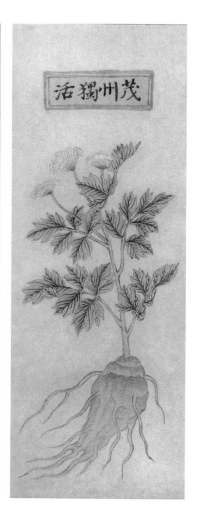

**汉代**　南安（四川夹江县）、雍州（陕西凤翔县）、陇西（甘肃临洮县）。

**唐代**　宕州（甘肃宕昌县）。

**宋代**　茂州（四川茂县）、文州（甘肃文县）、凤翔府（陕西凤翔县）。

**明代**　蜀汉（四川、陕西）。

**民国**　兴山（湖北兴山县）、巴东（湖北巴东县）、资邱（湖北平邑县）、夔州府板桥山（重庆奉节县）。

# 羌　活

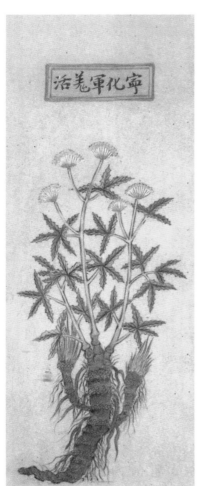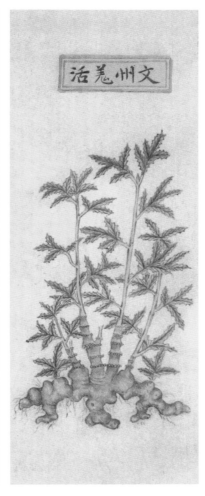

唐代　　茂州（四川茂县）。

宋代　　文州（甘肃文县）、宁化军（山西宁武县至静乐县）。

明代　　蜀汉（四川、陕西）。

民国　　龙安府（四川平武县）、江油（四川江油市）、灌县（四川都江堰市）、陕西、
　　　　云南。

草
部

# 升 麻

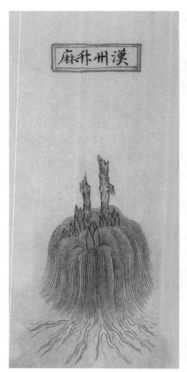
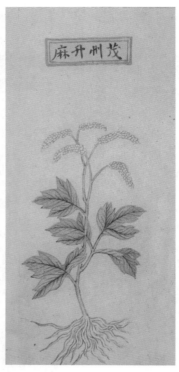
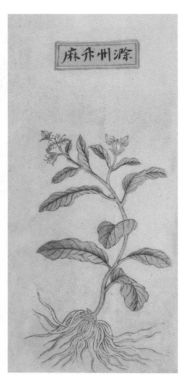
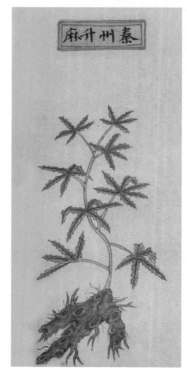

唐代　茂州（四川茂县）。

宋代　汉州（四川广汉市）、茂州（四川茂县）、
　　　秦州（甘肃天水市）、滁州（安徽滁
　　　州市）。

明代　成都府（四川成都市）。

民国　乐昌（广东乐昌市）、城口（广东仁
　　　化县）、星子（广东连州市）、连州（广
　　　东连州市）。

# 车前子

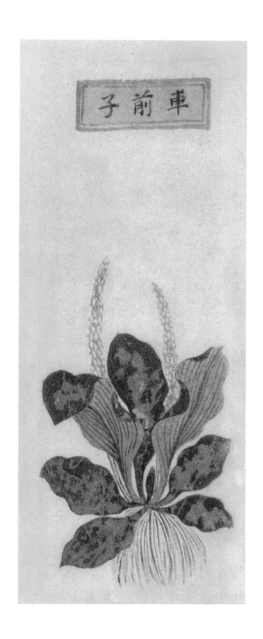

汉代　　真定（河北正定市）。

明代　　夔州府开县（重庆开县）

民国　　吉安（江西吉安市）、汉中（陕西汉中市）、奉天（辽宁沈阳市）、四川、吉林。

草部

# 木 香

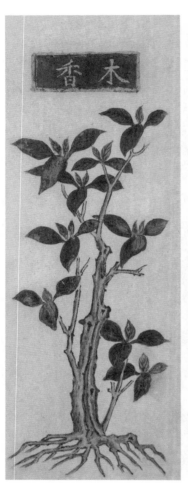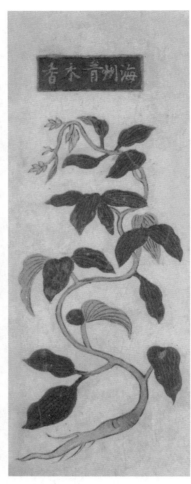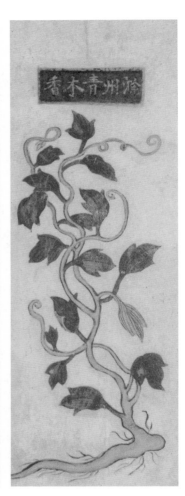

汉代　　永昌（云南保山市）。

宋代　　滁州（安徽滁州市）、海州（江苏东海县）。

明代　　广州（广东广州市）。

民国　　西藏、印度、叙利亚、四川。

# 山 药

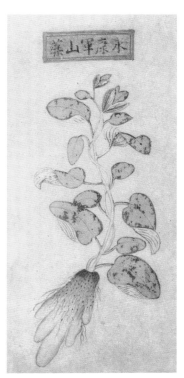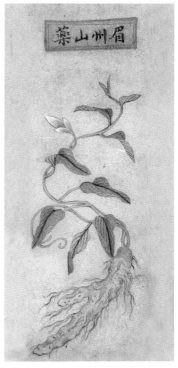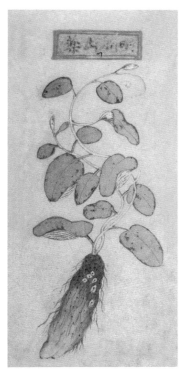

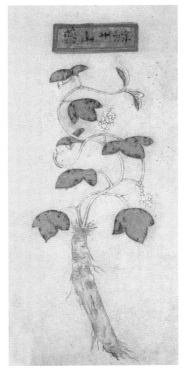

汉代　嵩高（河南登封市）。

宋代　明州（浙江宁波市）、眉州（四川眉
　　　山市）、滁州（安徽滁州市）、永康
　　　军（四川都江堰市）。

明代　河南（河南焦作市）、四明（浙江宁
　　　波市）、北都（山西太原市）。

民国　清远（广东清远市）、四川、湖南、湖北、
　　　江西。

# 薏苡仁

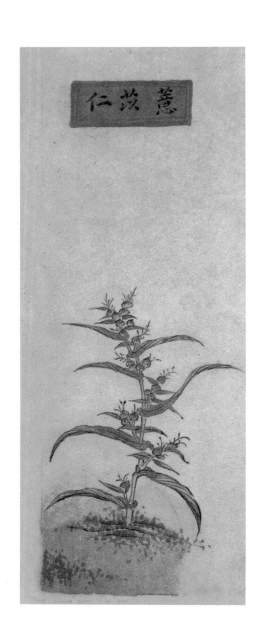

汉代　　真定（河北正定市）。

唐代　　益州（四川成都市）。

明代　　真定（河北正定市）。

民国　　牛庄（山东烟台市）、昭平（广西昭平县）。

# 泽 泻

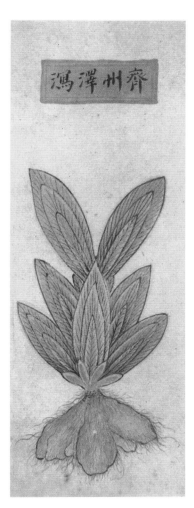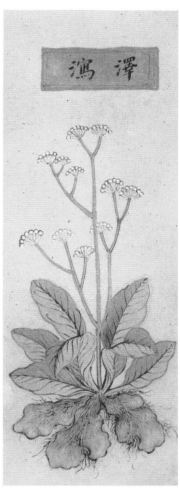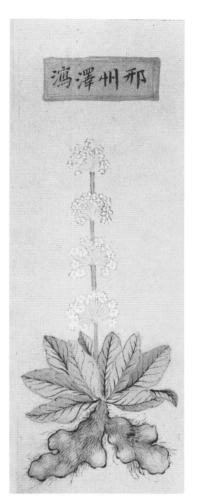

汉代　　汝南（河南汝阳县）。

唐代　　华州（陕西汉中市）、泾州（甘肃泾川县至陕西长武县）。

宋代　　邢州（河北邢台市）、齐州（山东历城区）。

明代　　泾州（甘肃泾川县至陕西长武县）、华州（陕西华县）、汉中府（陕西汉中市）。

民国　　建宁（福建建宁县）、江西、四川。

# 远　志

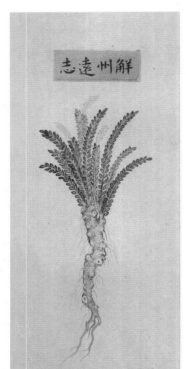

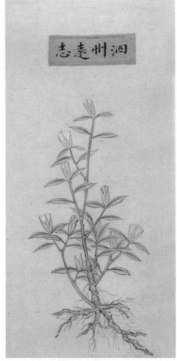

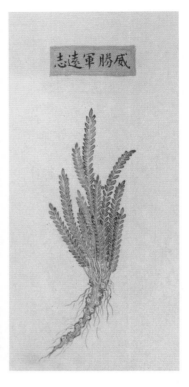

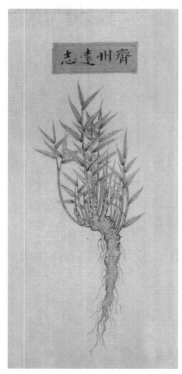

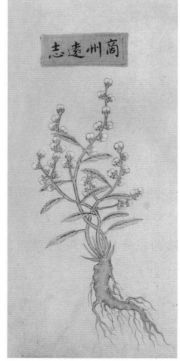

汉代　　冤句（山东菏泽市）、太山（山东泰安市）。

唐代　　华州（陕西汉中市）。

宋代　　商州（陕西商州区）、解州（山西运城市）、齐州（山东历城区）、泗州（安徽泗县）、威胜军（山西沁县）。

明代　　夷门（河南开封市）。

民国　　禹州府（河南禹州市）、曲沃（陕西曲沃县）。

草 部

# 草龙胆

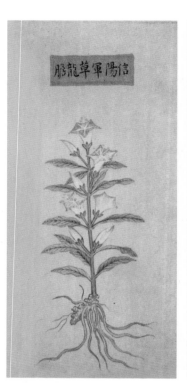

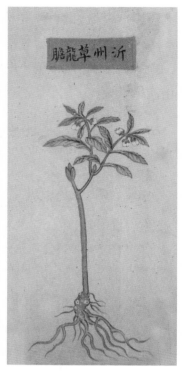

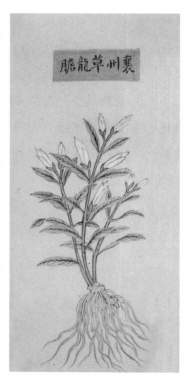

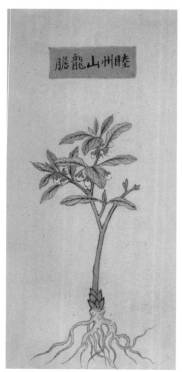

汉代　　冤句（山东菏泽市）、齐朐（山东临朐县）。

宋代　　沂州（山东临沂市）、信阳军（河南信阳市）、睦州（浙江建德市）、襄州（湖北襄阳区）。

明代　　湖州府（浙江湖州市）。

民国　　汉口（湖北武汉市）、镇江府（江苏镇江市）、洮南（吉林洮南市）、奉天（辽宁沈阳市）、牛庄（山东烟台市）、安徽、上海。

# 细 辛

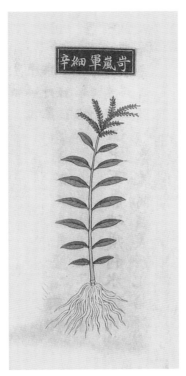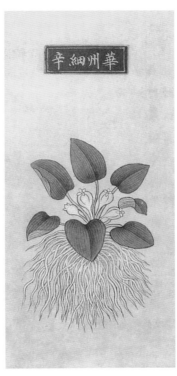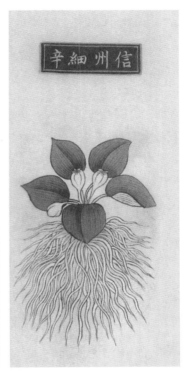

汉代　　华阴（陕西华阴市）。

唐代　　华州（陕西汉中市）、虢州（河南灵宝市）。

宋代　　岢岚军（山西岢岚县）、信州（江西上饶市）、华州（陕西华县）。

明代　　西安府华州（陕西华县）。

民国　　奉天（辽宁沈阳市）、牛庄（山东烟台市）、吉林、朝鲜。

草

部

# 石　斛

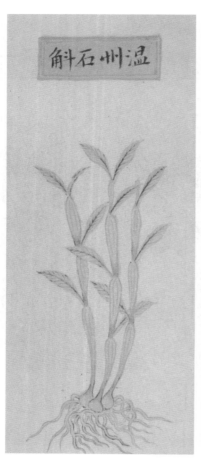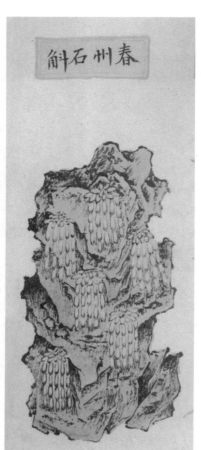

汉代　六安（安徽六安市）。

唐代　寿州（安徽寿县）、光州（河南潢川县）、蕲州（湖北蕲春县）、黄州（湖
北黄冈市）、舒州（安徽怀宁县）、广州（广东广州市）、韶州（广东曲江县）、
春州（广东阳春市）、封州（广东封川县）、泷州（广东罗定县）、江州（江
西九江市）、潭州（湖南长沙市）。

宋代　春州（广东阳春市）、温州（浙江永嘉县）。

明代　广南（广东、广西）。

民国　东京（越南河内市）、宜安（越南宜安省）、南宁（广西南宁市）、百色（广
西百色市）、河南。

# 巴戟天

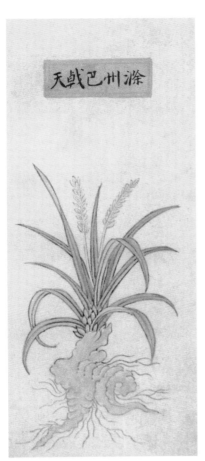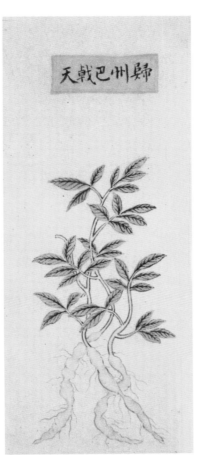

汉代　巴郡（重庆巴南区）、下邳（江苏邳州市）。

唐代　绵州（四川绵阳市）、龙州（四川江油市）、始州（四川剑阁县）。

宋代　滁州（安徽滁州市）、归州（湖北秭归县）。

明代　蜀川（四川）。

民国　清远（广东清远市）、三坑（广东清新县）、罗定（广东罗定市）、下四府（广东高州市、广东雷州市、广西合浦县、海南）、德庆（广东德庆县）、西江（广东清远市）、南宁（广西南宁市）。

# 赤　箭

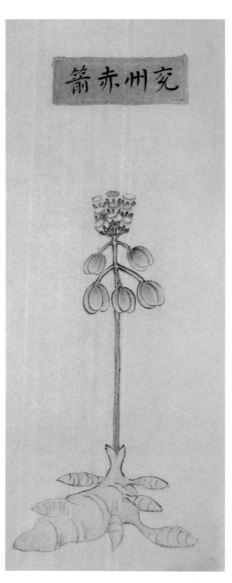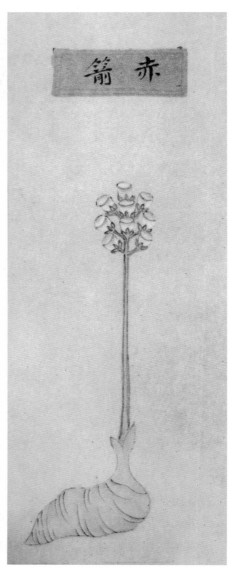

| 汉代 | 太山（山东泰安市）、陈仓（陕西宝鸡市）、雍州（陕西凤翔县）、少室（河南登封市）。 |
|---|---|
| 宋代 | 兖州（山东兖州区）。 |
| 明代 | 兖州府（山东兖州区）。 |
| 民国 | 陕西汉中（陕西汉中市）、四川、云南、贵州。 |

# 菴蕳子

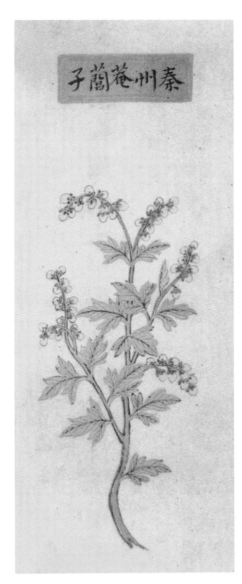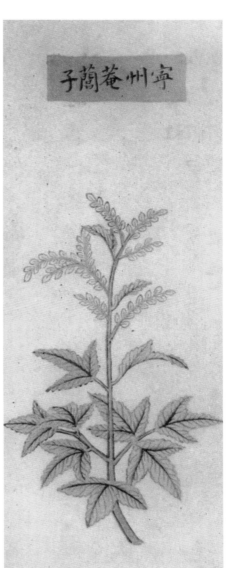

| 汉代 | 雍州（陕西凤翔县）、上党（山西长治市）。 |
| --- | --- |
| 唐代 | 宁州（甘肃宁县）。 |
| 宋代 | 宁州（甘肃宁县）、秦州（甘肃天水市）。 |
| 明代 | 庆阳府宁州（甘肃宁县）、秦州（甘肃天水市）。 |

# 芎 䓖

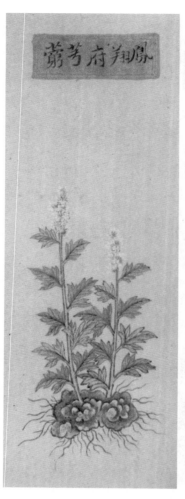
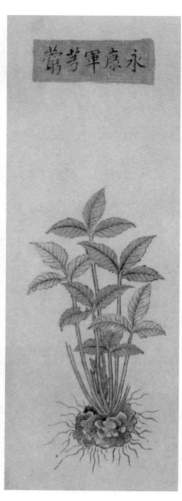
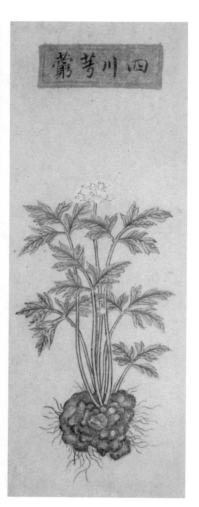

汉代　　武功（陕西武功县）。

唐代　　秦州（甘肃天水市）、扶州（四川九寨沟县）。

宋代　　永康军（四川都江堰市）、凤翔府（陕西凤翔县）。

明代　　蜀川（四川）、四川。

民国　　四川灌县（四川都江堰市）。

# 蘼芜

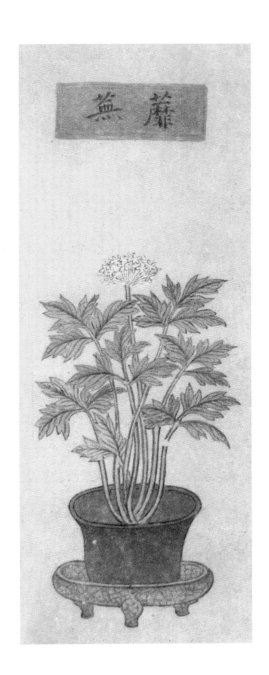

汉代　　冤句（山东菏泽市）、雍州（陕西凤翔县）。

唐代　　秦州（甘肃天水市）。

明代　　关陕（陕西）、蜀川（四川）。

# 黄　连

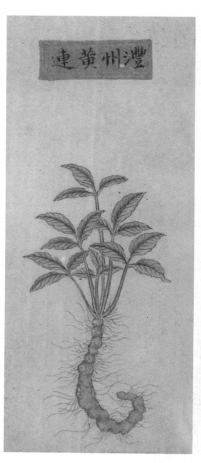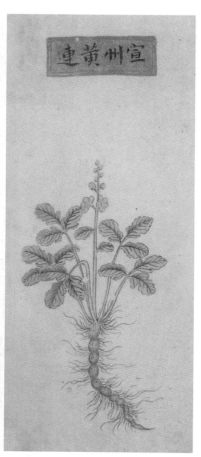

汉代　巫阳（重庆巫山县）、蜀郡（四川成都市）、太山（山东泰安市）。

唐代　柘州（四川康定市）、婺州（浙江金华市）、睦州（浙江建德市）、歙州（安徽歙县）、建州（福建建瓯市）、宣州（安徽宣城市）、饶州（江西鄱阳县）。

宋代　宣州（安徽宣城市）、澧州（湖南澧县）。

明代　直隶宁国府（安徽宣城市）、杭州（浙江杭州市）、柳州（广西柳州市）、蜀道（四川）、澧州（湖南澧县）、东阳（浙江东阳市）、新安（浙江淳安县）。

民国　雅州（四川雅安市）、峨眉山（四川峨眉山市）、古涌（四川射洪县）、夔州府（重庆奉节县）、万县（重庆万州区）、兴安（陕西安康市）、汉中（陕西汉中市）。

# 黄 芪

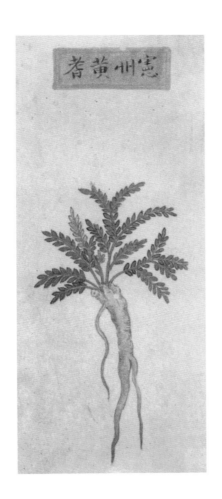

汉代    白水（四川昭化县）、蜀郡（四川成都市）、汉中（陕西南郑县）。

唐代    原州（甘肃固原县）。

宋代    宪州（山西静乐县）。

明代    宪州（山西静乐县）、平凉府平凉县（甘肃平凉县）、华原（陕西铜川市）、庆远府天河县（广西宜州市）、庆阳府宁州（甘肃宁县）。

民国    东三省（吉林、辽宁、黑龙江）、浑源州（山西浑源县）、灌县（四川都江堰市）、江油（四川江油市）、汶县（四川汶川县）、岷州（甘肃岷县）、宣化（河北张家口市）。

草 部

# 肉苁蓉

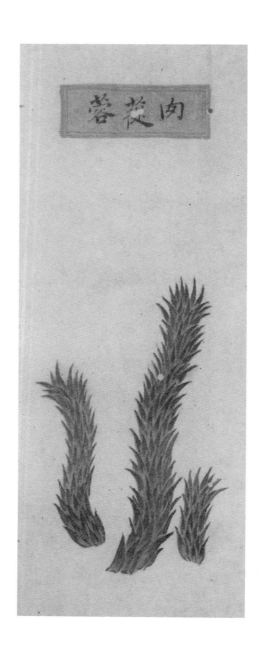

汉代　代郡（河北蔚县）、雁门（山西代县）、河西（陕西关中东部黄河洛河之间）。

唐代　肃州（甘肃酒泉市）、原州（甘肃固原县）、灵州（甘肃灵武县）。

明代　西羌（甘肃、青海、新疆）、巩昌府陇西县（甘肃陇西县）。

民国　河南、山西、陕西。

# 防　风

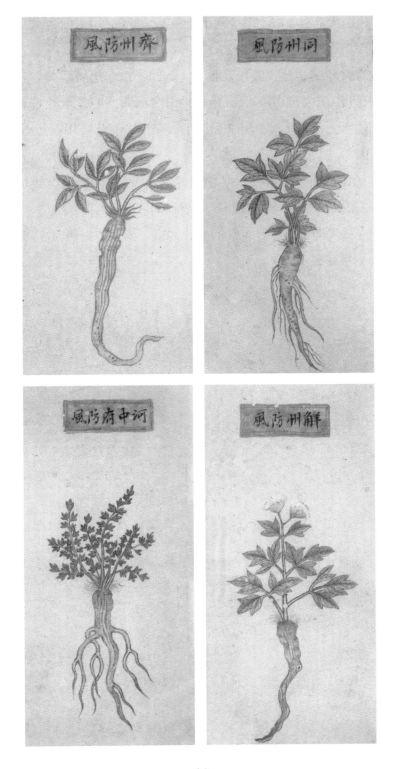

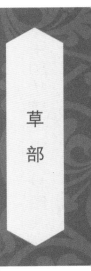

41

| 汉代 | 沙宛（陕西大荔县）、上蔡（河南上蔡县）、琅邪（山东诸城市）、邯郸（河北邯郸市）。 |
|---|---|
| 唐代 | 泾州（甘肃泾川县至陕西长武县）、齐州（山东历城区）、兖州（山东兖州区）、淄州（山东淄川区）、绛州（山西新绛县）、泽州（山西晋城县）。 |
| 宋代 | 同州（陕西大荔县）、河中府（山西永济市）、解州（山西运城市）、齐州（山东历城区）。 |
| 明代 | 济南府（山东济南市）、龙山（山西浑源县）、济南府淄川县（山东淄川区）、兖州府（山东兖州区）、青州（山东临淄区）。 |
| 民国 | 洮南（吉林洮南市）、直隶（河北、北京、天津）、热河（河北张家口市）、古北口（北京密云区）。 |

# 蒲　黄

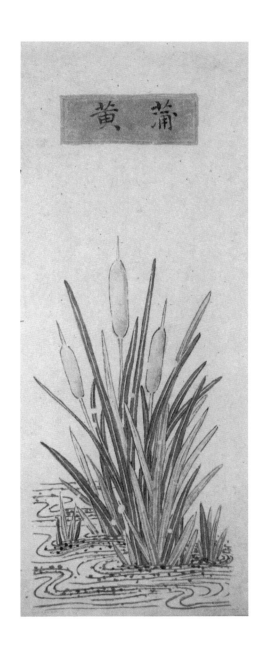

汉代　　河东（山西夏县）。

唐代　　蒲州（山西永济市）、同州（陕西大荔县）。

明代　　泰州（江苏泰州市）。

民国　　湖北、山东。

# 香 蒲

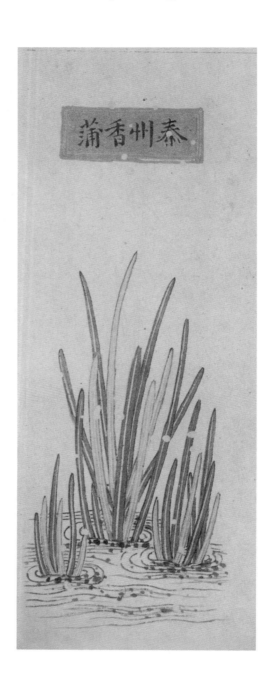

汉代　　南海（广东南海区）。

宋代　　泰州（甘肃天水市）。

明代　　泰州（江苏泰州市）。

# 续 断

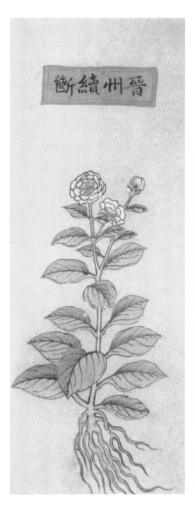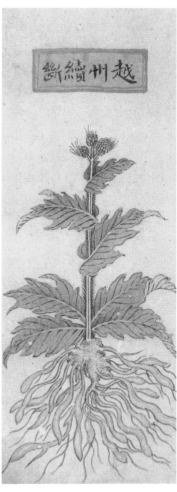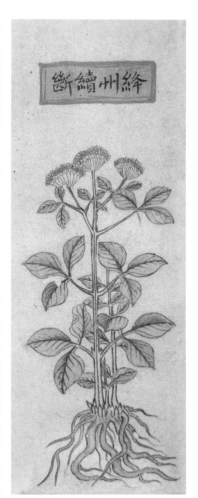

汉代　　常山（河北元氏县）。

唐代　　华州（陕西汉中市）。

宋代　　绛州（山西新绛县）、越州（浙江绍兴市）、晋州（山西临汾市）。

明代　　蜀川（四川）。

民国　　湖北沙市内兴山（湖北兴山县）、宜都（湖北宜都市）、资邱（湖北长阳县）、
　　　　乐昌（广东乐昌市）、星子（广东连州市）、东坡（广东连州市）、连州（广
　　　　东连州市）。

草
部

# 漏 芦

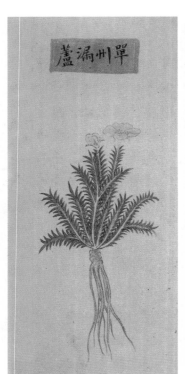
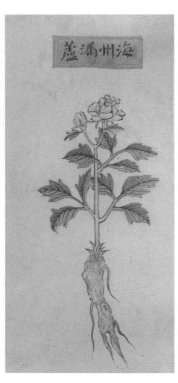
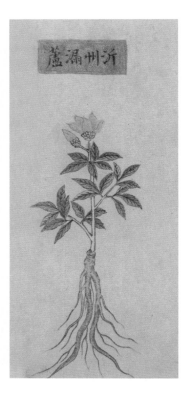

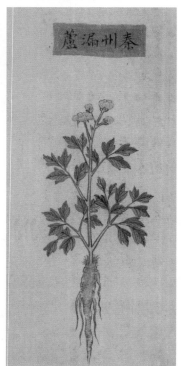

汉代　　乔山（陕西黄陵县）。

宋代　　沂州（山东临沂市）、海州（江苏东
　　　　海县）、秦州（甘肃天水市）、单州（山
　　　　东单县）。

明代　　直隶应天府（江苏南京市）、山西潞
　　　　州（山西长治市）。

民国　　镇江府（江苏镇江市）。

# 丹　参

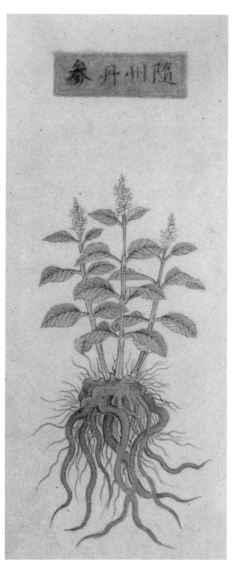

汉代　太山（山东泰安市）、桐柏山（河南桐柏县）。

唐代　华州（陕西汉中市）。

宋代　随州（湖北随州市）。

明代　随州（湖北随州市）。

民国　龙安府（四川平武县）、安徽、江苏。

草　部

# 五味子

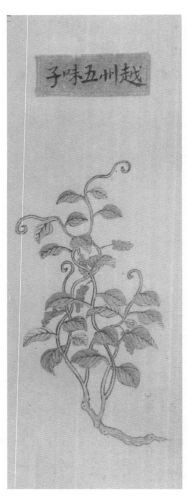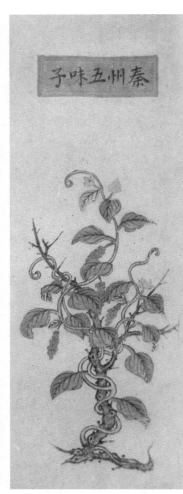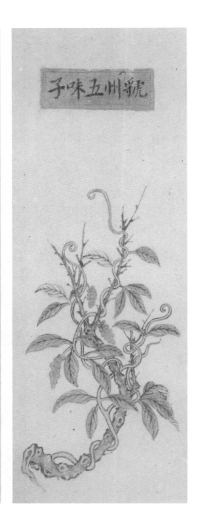

汉代　　齐山（山东招远市）、代郡（河北蔚县）。
唐代　　蒲州（山东永济市）、华州（陕西汉中市）。
宋代　　秦州（甘肃天水市）、越州（浙江绍兴市）、虢州（河南灵宝县）。
明代　　高丽（朝鲜）、建平（安徽郎溪县）。
民国　　奉天（辽宁沈阳市）、牛庄（山东烟台市）、吉林。

# 蛇床子

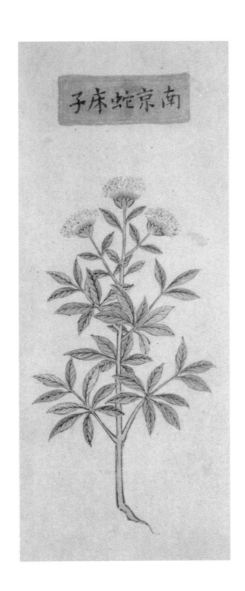

| | |
|---|---|
| 汉代 | 临淄（山东临淄区）。 |
| 唐代 | 扬州（江苏扬州市）。 |
| 宋代 | 南京（河南开封市）。 |
| 明代 | 直隶扬州府（江苏扬州市）、襄阳府襄阳县（湖北襄樊市）、开封府归德州（河南开封市）。 |
| 民国 | 镇江府（江苏镇江市）、广东、广西。 |

# 地肤子

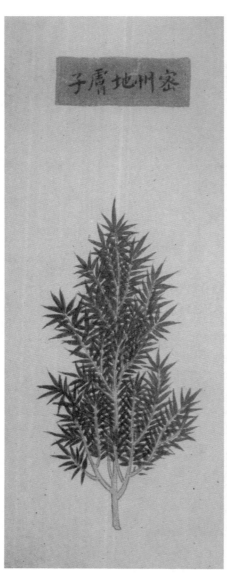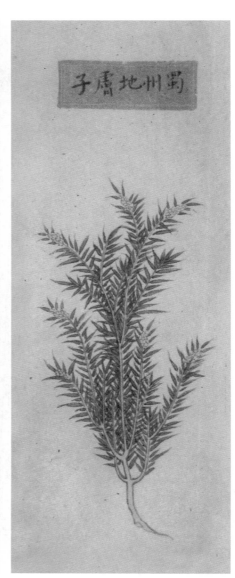

汉代　　荆州（湖北江陵县）。

宋代　　密州（山东诸城市）、蜀州（四川崇州市）。

明代　　密州（山东诸城市）、成都府崇庆州（四川崇州市）。

民国　　肇庆（广东肇庆市）。

# 茵陈蒿

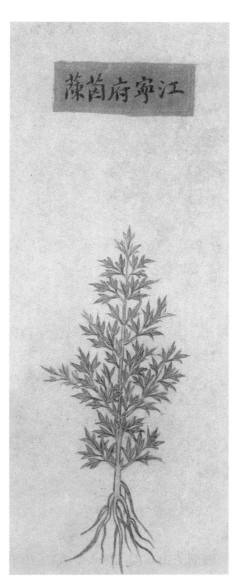

绛州茵蔯蒿　　　江宁府茵蔯

汉代　　太山（山东泰安市）。

宋代　　江宁府（江苏南京市）、绛州（山西新绛县）。

明代　　直隶应天府（江苏南京市）、绛州（山西新绛县）。

民国　　吉安（江西吉安市）、柳州（广西柳州市）、黄州（湖北黄州区）、汉阳府（湖北汉阳区）、安徽。

草部

# 沙 参

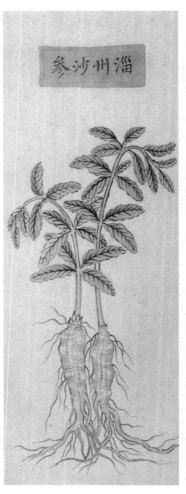 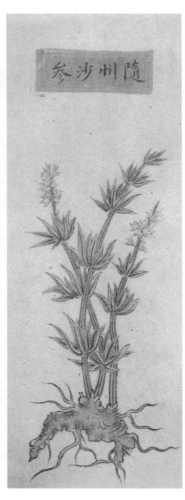 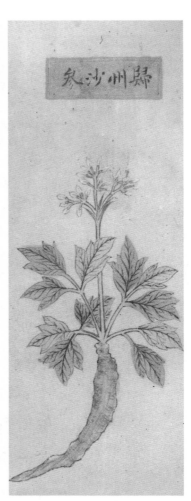

汉代　　般阳（山东淄川区）、河内（河南武陟县）、冤句（山东菏泽市）。

宋代　　淄州（山东淄川区）、归州（湖北秭归县）、随州（湖北随州市）。

明代　　济南府淄川县（山东淄川区）、归州（湖北秭归县）、随州（湖北随州市）、
　　　　华州（陕西华县）。

民国　　莱阳（山东莱阳市）、威海（山东威海市）。

# 云　实

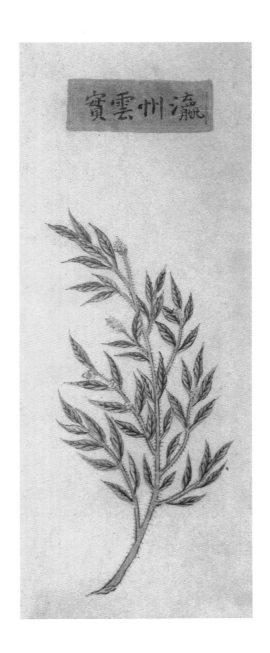

汉代　　河间（河北河间市）。

宋代　　瀛洲（河北河间市）。

明代　　直隶河间府（河北河间市）。

# 王不留行

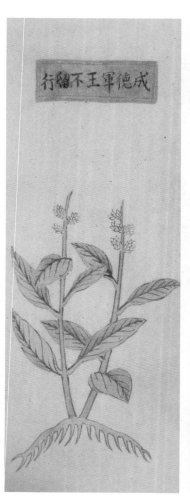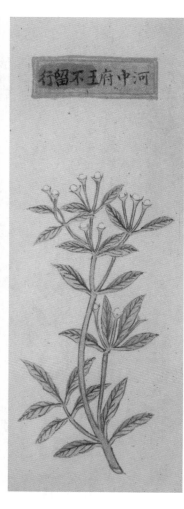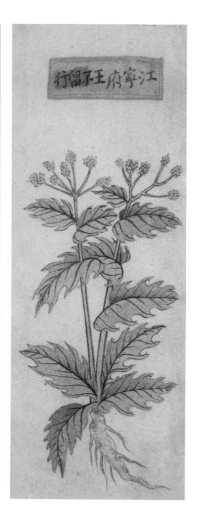

汉代　　太山（山东泰安市）。

唐代　　华州（陕西汉中市）。

宋代　　江宁府（江苏南京市）、成德军（河北正定县）、河中府（山西永济市）。

明代　　直隶真定府（河北正定县）、直隶应天府（江苏南京市）。

# 菓耳实

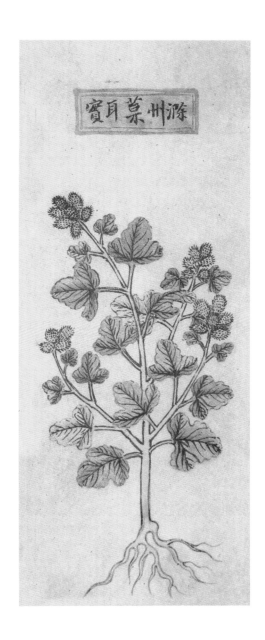

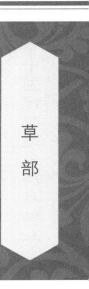

草
部

汉代　　安陆（湖北安陆市）、六安（安徽六安市）。
宋代　　滁州（安徽滁州市）。
明代　　滁州（安徽滁州市）。

# 葛根（葛粉）

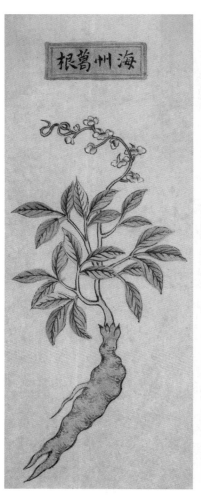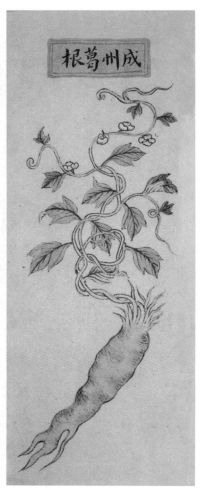

汉代　　汶山（四川茂县）。

宋代　　成州（甘肃成县）、海州（江苏东海县）。

明代　　江浙（江苏、浙江）、南康（江西赣州市）、吉安府（江西吉安市）。

民国　　各省均有产。

中国传统道地药材图典

# 栝楼根（栝楼实）

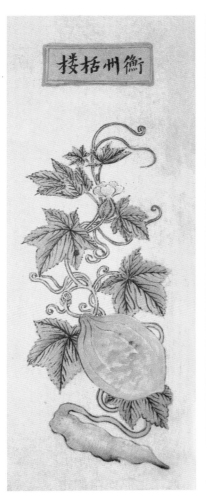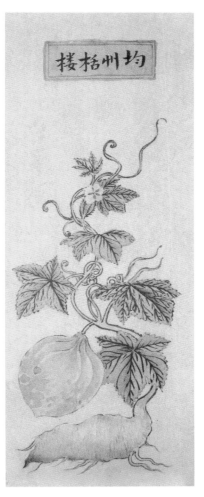

汉代　弘农（河南灵宝市）。

唐代　陕州（河南陕县）、虢州（河南灵宝市）。

宋代　衡州（湖南衡阳市）、均州（湖北丹江口市）。

明代　衡州－湖广衡州府（湖南衡阳市）、均州（湖北丹江口市）、陕州（河南三门峡市）。

民国　广东北江（广东清远市）、星子（广东连州市）、连州（广东连州市）、乐昌（广东乐昌市）、英德（广东英德市）、江苏省镇江府（江苏镇江市）、广西南宁（广西南宁市）。

# 苦 参

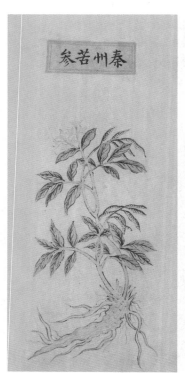

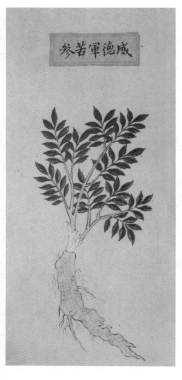

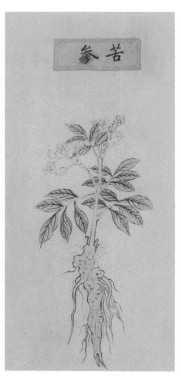

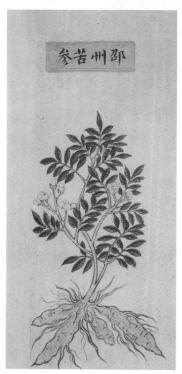

汉代　　汝南（河南汝州市）。

宋代　　西京（河南洛阳市）、成德军（河北正定县）、邵州（湖南邵阳市）、秦州（甘肃天水市）。

明代　　直隶真定府（河北正定县）、秦州（甘肃天水市）、宝庆府（湖南邵阳市）。

民国　　北江（广东清远市）、乐昌（广东乐昌市）、连州（广东连州市）、城口（广东仁化县）、贺县（广西贺州市）。

# 当 归

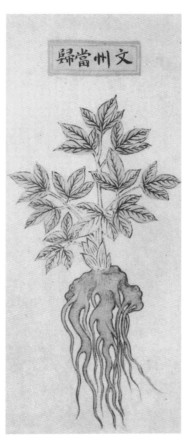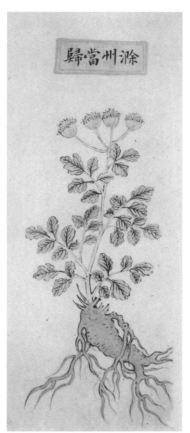

汉代　　陇西（甘肃临洮县）。

唐代　　隰州（山西隰县）、宕州（甘肃宕昌县）、松州（四川松潘县）、当州（四
　　　　川黑水县）。

宋代　　文州（甘肃文县）、滁州（安徽滁州市）。

明代　　川蜀（四川）、巩昌府陇西县（甘肃陇西县）、巩昌府文县（甘肃文县）、
　　　　宕州（甘肃宕昌县）、当州（四川黑水县）、翼州（山西翼城县）、松州（四
　　　　川松潘县）。

民国　　陕西汉中府（陕西汉中市）、兴安县（陕西汉阴县）、西固（陕西渭南市）、
　　　　阶州（甘肃陇南市）、龙安（四川平武县）、大宁（重庆巫溪县）、云南、
　　　　四川、甘肃、河南。

# 麻 黄

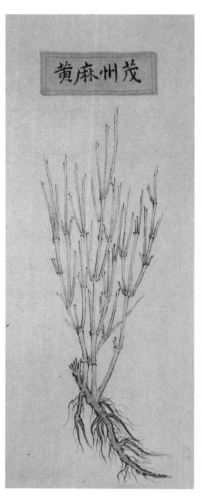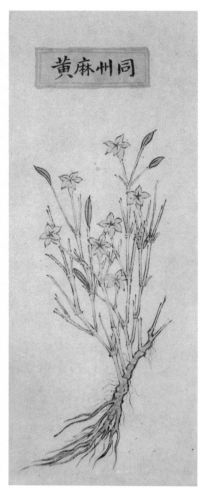

汉代　晋地（山西临汾市）、河东（山西夏县）、太山（山东泰安市）。

唐代　同州（陕西大荔县）。

宋代　同州（陕西大荔县）、茂州（四川茂县）。

明代　茂州（四川茂县）、同州（陕西大荔县）、荥阳（河南荥阳市）、开封府中
　　　牟县（河南中牟县）。

民国　北口（北京密云县）、八达岭（北京昌平区）。

# 木　通

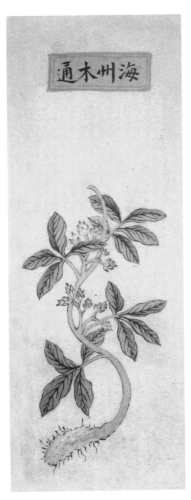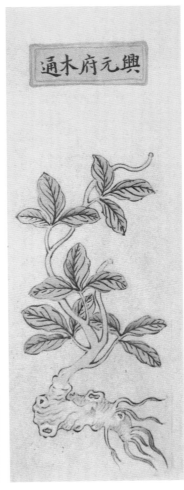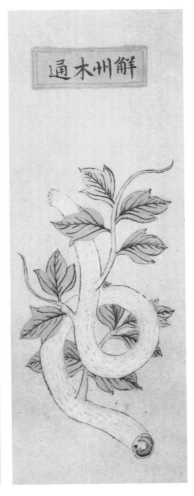

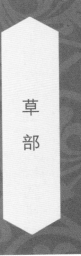

草部

宋代　　海州（江苏东海县）、兴元府（陕西汉中市）、解州（山西运城市）。

明代　　海州（江苏东海县）、陕西汉中府（陕西汉中市）、解州（山西运城市）。

民国　　连州（广东连州市）、资邱（湖北平邑县）、巴东（湖北恩施市）、汉中（陕
　　　　西汉中市）、河南、山东、湖南、广西、江西。

# 白芍药

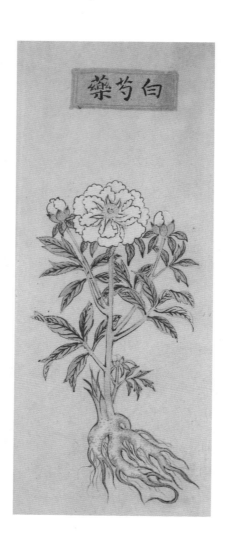

| | |
|---|---|
| 汉代 | 中岳（河南登封市）。 |
| 唐代 | 鄜州（陕西富县）、商州（陕西商州区）。 |
| 宋代 | 泽州（山西晋城市）。 |
| 明代 | 泽州（山西晋城市）、白山（甘肃古浪县）、蒋山（江苏南京市）、茅山（江苏金坛市）、淮南（江苏扬州市）、海盐（浙江海盐县）、杭越（浙江杭州市至绍兴市）。 |
| 民国 | 中江（四川中江县）、渠河（四川遂宁县）、亳州（安徽亳州市）、杭州（浙江杭州市）。 |

# 赤芍药

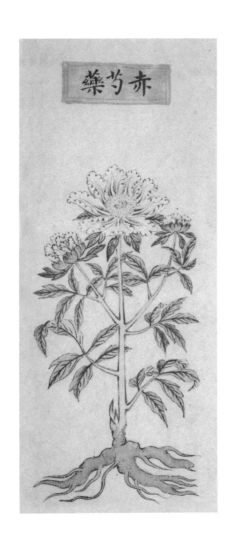

| | |
|---|---|
| **汉代** | 中岳（河南登封市）。 |
| **唐代** | 鄜州（陕西富县）、商州（陕西商州区）。 |
| **宋代** | 泽州（山西晋城市）。 |
| **明代** | 茅山（江苏金坛市）。 |
| **民国** | 汉中（陕西汉中市）、古北口（北京密云县）、山西、四川。 |

草
部

# 蠡 实

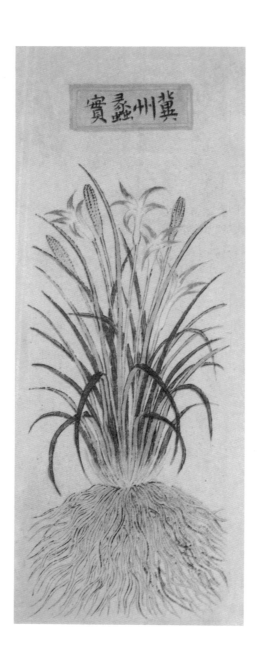

汉代　　河东（山西夏县）。

宋代　　冀州（河北冀州市）。

明代　　冀州（河北冀州市）。

# 瞿　麦

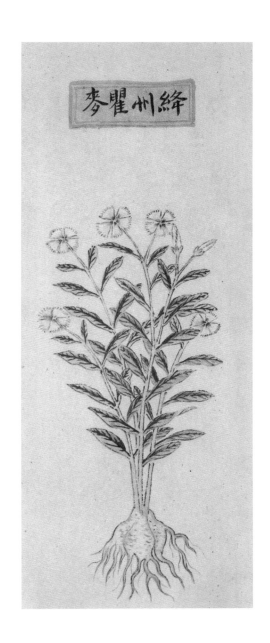

汉代　　太山（山东泰安市）。

宋代　　绛州（山西新绛县）。

明代　　绛州（山西新绛县）。

民国　　北江（广东清远市）、连州（广东连州市）。

草
部

# 玄　参

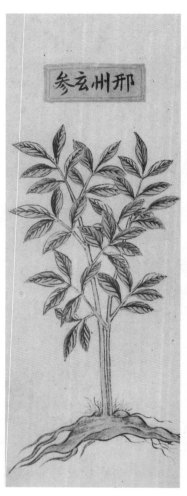 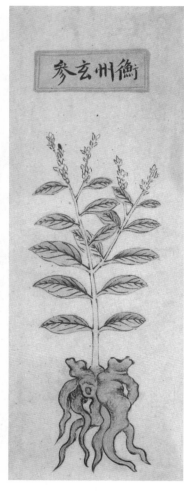 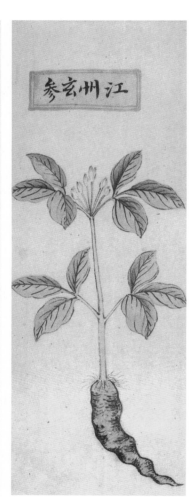

汉代　　冤句（山东菏泽市）、河间（河北河间市）。

唐代　　华州（陕西汉中市）。

宋代　　江州（江西九江市）、邢州（河北邢台市）、衡州（湖南衡阳市）。

明代　　直隶安庆府又江西九江府（安徽安庆市或江西九江市）、衡州府（湖南衡阳市）、直隶顺德府（河北邢台市）。

民国　　杭州（浙江杭州市）。

# 秦艽

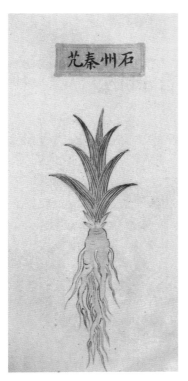 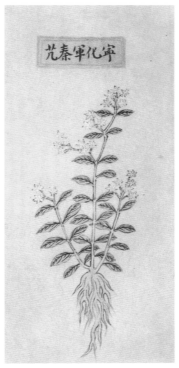 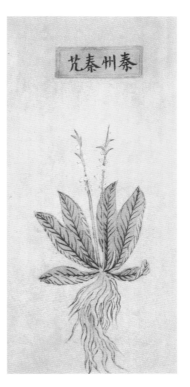

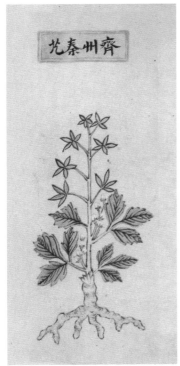

汉代　飞乌（四川中江县）。

唐代　岐州（陕西凤翔市至岐山县）、鄜州（陕
　　　西富县）、泾州（甘肃泾川县至陕西
　　　长武县）。

宋代　石州（山西离石区）、秦州（甘肃天
　　　水市）、宁化军（山西宁武县至静乐县）、
　　　齐州（山东济南市历城区）。

明代　泾州（甘肃泾川县）、鄜州（陕西富县）、
　　　岐州（陕西凤翔市）。

民国　汉中（陕西汉中市）、云南、四川。

# 百　合

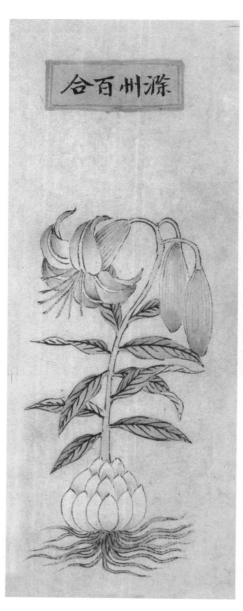

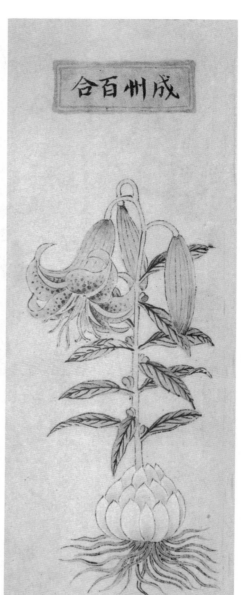

汉代　　荆州（湖北江陵县）。

宋代　　滁州（安徽滁州市）、成州（甘肃成县）。

明代　　滁州（安徽滁州市）、巩昌府成县（甘肃成县）。

民国　　湘潭（湖南湘潭市）、麻城（湖北麻城市）、四川、江苏。

# 知　母

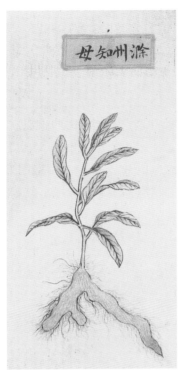

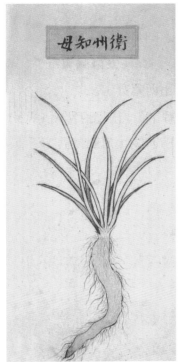

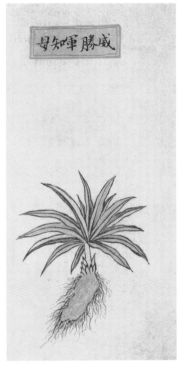

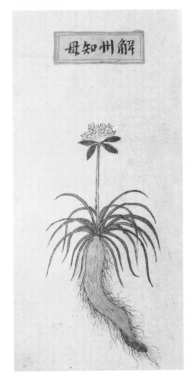

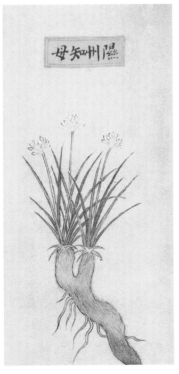

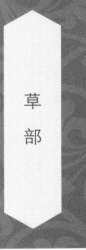

草　部

汉代　　河内（河南武陟县）。

唐代　　相州（河南安阳市）、幽州（河北涿县）。

宋代　　威胜军（山西沁县）、滁州（安徽滁州市）、解州（山西运城市）、卫州（河南卫辉市）、隰州（山西隰县）。

明代　　卫辉府汲县（河南卫辉市）、南阳府邓州（河南邓州市）、隰州（山西隰县）。

民国　　东陵（河北遵化市）、西陵（河北易县）、直隶（河北、天津、北京）。

# 贝 母

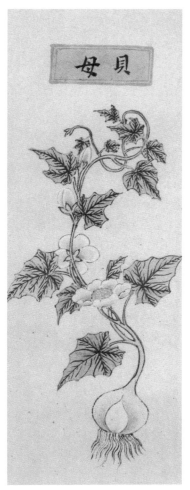 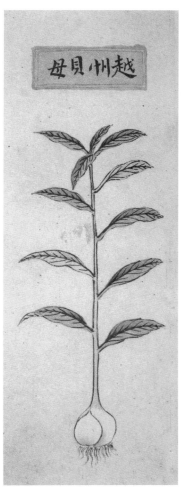 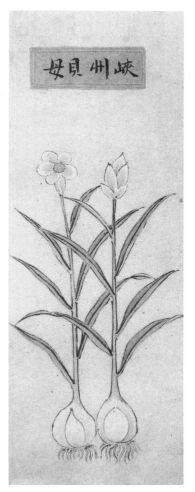

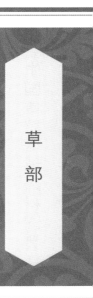

草部

汉代　晋地（山西临汾市）。

唐代　襄州（湖北襄阳市）、润州（江苏镇江市）。

宋代　峡州（湖北宜昌市）、晋州（山西临汾市）。

明代　荆州府夷陵州（湖北宜昌市）、绍兴府（浙江绍兴市）。

民国　打箭炉（四川康定县）、松潘（四川松潘县）、灌县（四川都江堰市）、大宁（重庆巫山县）、云南。

# 白　芷

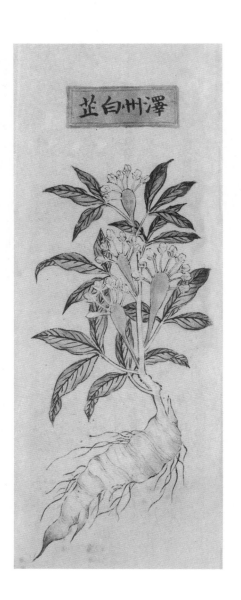

汉代　　河东（山西夏县）。

唐代　　扬州（江苏扬州市）、华州（陕西汉中市）。

宋代　　泽州（山西晋城市）。

明代　　泽州（山西晋城市）、吴地（江苏、浙江）。

民国　　杭州（浙江杭江市）、宁波（浙江宁波市）、四川。

# 黄　芩

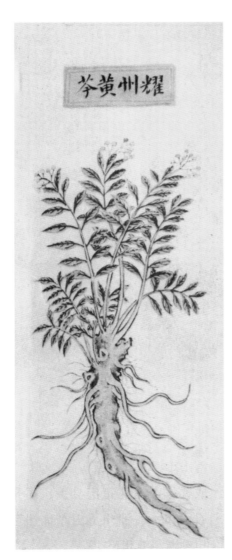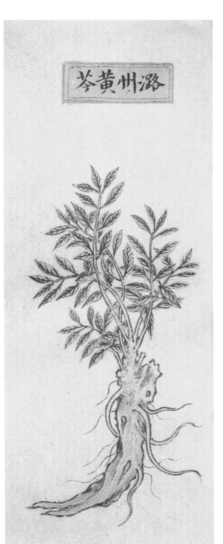

<table>
<tr><td>汉代</td><td>秭归（湖北秭归县）。</td></tr>
<tr><td>唐代</td><td>鄜州（陕西富县）、泾州（甘肃泾川县至陕西长武县）。</td></tr>
<tr><td>宋代</td><td>耀州（陕西铜川市）、潞州（山西长治市）。</td></tr>
<tr><td>明代</td><td>庆远府宜山县（广西宜州市）、鄜州（陕西富县）、泾州（甘肃泾川县）、<br>兖州府（山东兖州市）。</td></tr>
<tr><td>民国</td><td>热河（河北、辽宁、内蒙古交界地带）、直隶（河北、天津、北京）、山西。</td></tr>
</table>

草部

# 狗　脊

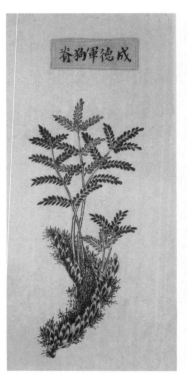

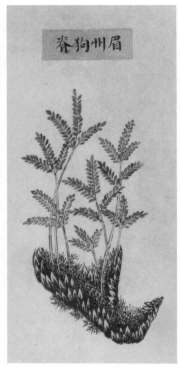

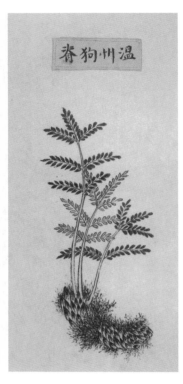

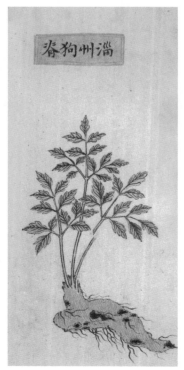

| 汉代 | 常山（河北元氏县）。 |
|---|---|
| 宋代 | 成德军（河北正定县）、眉州（四川眉山市）、淄州（山东淄川区）、温州（浙江温州市）。 |
| 明代 | 真定府（河北正定县）、眉州（四川眉山市）、温州府（浙江温州市）、济南府淄川县（山东淄川区）。 |
| 民国 | 清远（广东清远市）、从化（广东从化市）。 |

# 石龙芮

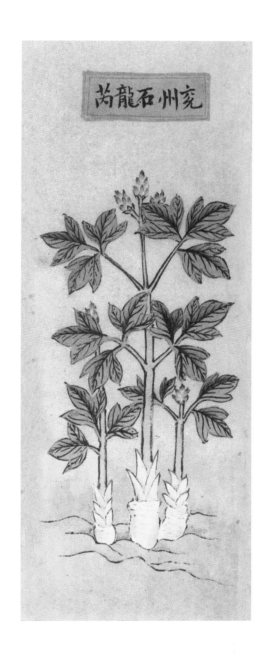

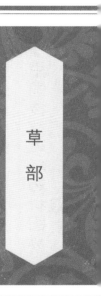

草部

汉代　　太山（山东泰安市）。

唐代　　汾州（山西汾阳市）、襄州（湖北襄阳市）。

宋代　　兖州（山东兖州区）。

明代　　兖州府（山东兖州区）。

# 茅　根

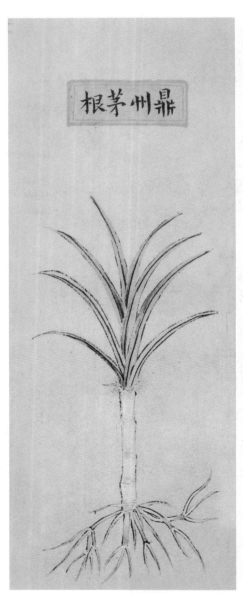

根茅州鼎

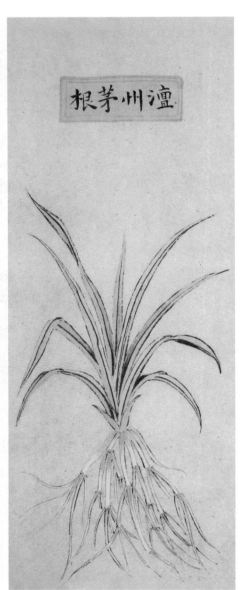

根茅州澧

汉代　　楚地（湖北）。

宋代　　澧州（河北濮阳市）、鼎州（湖南常德市）。

明代　　大名府开州（河南濮阳市）、常德府（湖南常德市）。

民国　　清远（广东清远市）、西江（广东肇庆市）。

# 紫 草

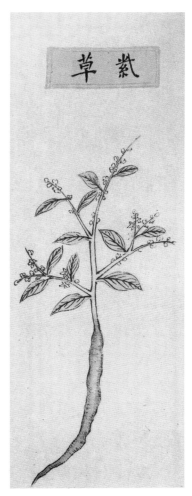 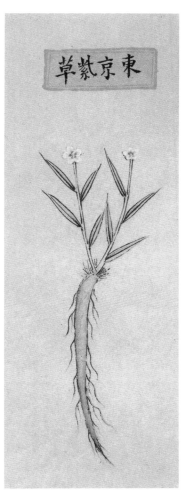 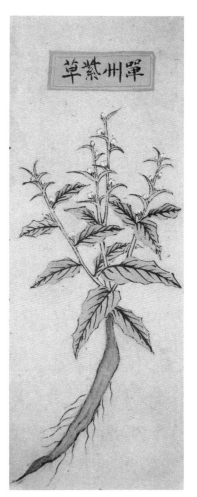

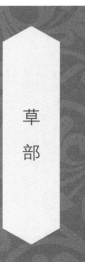

汉代　　楚地（湖北）、砀山（安徽砀山县）。

宋代　　东京（河南开封市）、单州（山东单县）。

明代　　兖州府单县（山东单县）、开封府（河南开封市）。

# 前　胡

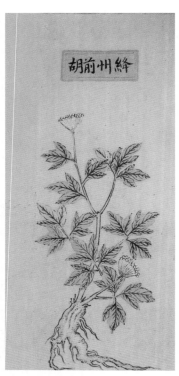

胡前州絳

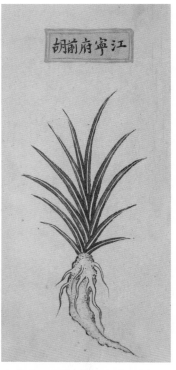

胡前府寧江

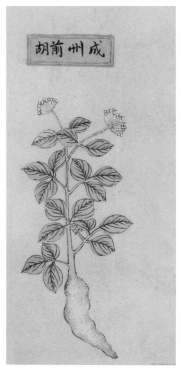

胡前州成

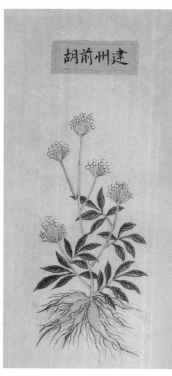

胡前州建

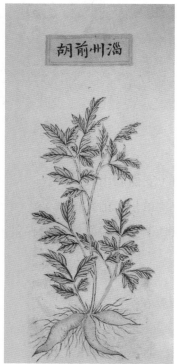

胡前州淄

宋代　　江宁府（江苏南京市）、成州（甘肃成县）、建州（福建建瓯市）、淄州（山东淄川区）、绛州（山西新绛县）。

明代　　吴中（江苏）、凤阳府寿州（安徽寿县至凤台县）、肇庆府阳春县（广东阳春市）、绍兴府（浙江绍兴市）、衢州（浙江衢州市）、金华府（浙江金华市）、陆州（越南芒街）。

民国　　杭州（浙江杭州市）、怀庆（河南沁阳市）、信州（江西上饶市）、广西。

草　部

# 败 酱

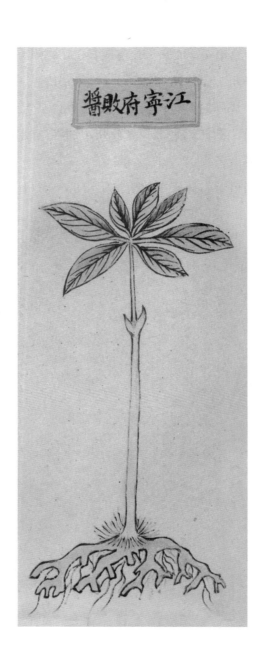

汉代　　江夏（湖北黄冈市江夏区）。

唐代　　襄州（湖北襄樊市）。

宋代　　江宁府（江苏南京市）。

明代　　应天府（江苏南京市）。

# 白　鲜

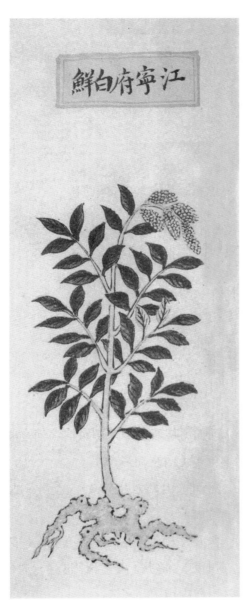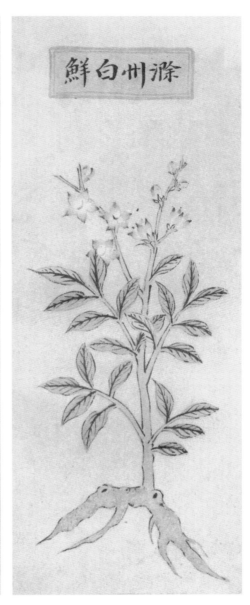

汉代　　上谷（河北怀来县）。

宋代　　江宁府（江苏南京市）、滁州（安徽滁州市）。

明代　　应天府（江苏南京市）、滁州（安徽滁州市）、蜀中（四川）。

民国　　辽阳（辽宁辽阳市）。

草部

# 紫　参

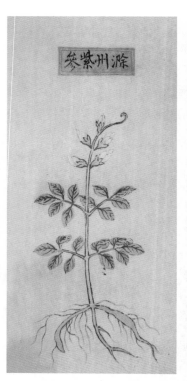

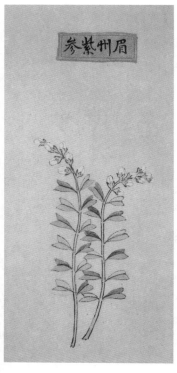

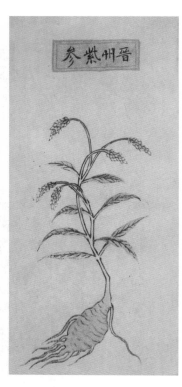

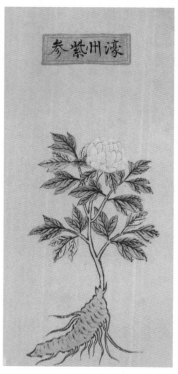

汉代　河西（陕西关中东部黄河洛河之间）、
　　　冤句（山东菏泽市）。

唐代　蒲州（山西永济市）、晋州（山西临
　　　汾市）。

宋代　晋州（山西临汾市）、滁州（安徽滁
　　　州市）、濠州（安徽凤阳县）、眉州（四
　　　川眉山市）。

明代　平阳府（山西临汾市）、滁州（安徽
　　　滁州市）、凤阳府（安徽凤阳县）、
　　　眉州（四川眉山市）、蒲州（山西永
　　　济市）。

中国传统道地药材图典

82

# 藁　本

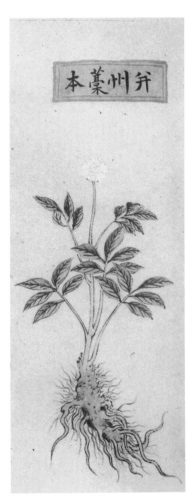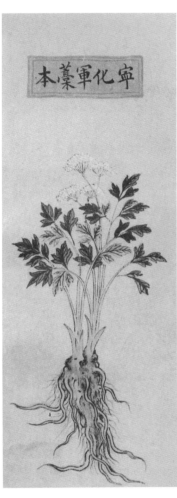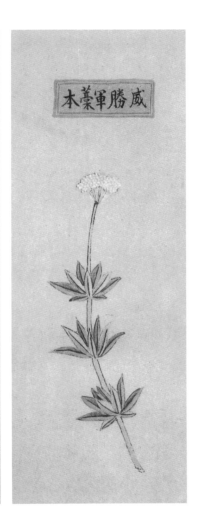

草
部

汉代　　崇山（湖南张家界市）。

唐代　　宕州（甘肃宕昌县）。

宋代　　并州（山西太原市）、威胜军（山西沁县）、宁化军（山西宁武县至静乐县）

明代　　太原府（山西太原市）、绍兴府又河南南阳府邓州（浙江绍兴市、河南邓州市）、宁化府（山西宁武县）。

民国　　北江（广东清远市）、乐昌（广东乐昌市）、城口（广东仁化县）。

# 石 韦

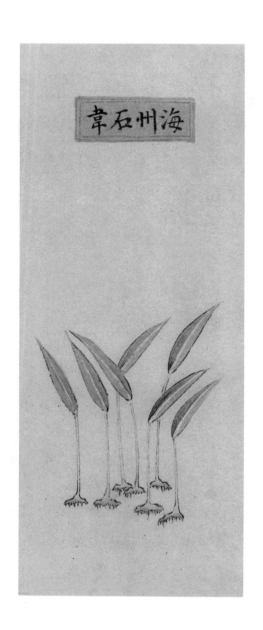

| 汉代 | 华阴（陕西华阴市）。 |
| 唐代 | 华州（陕西汉中市）。 |
| 宋代 | 海州（江苏东海县）。 |
| 明代 | 海州（江苏东海县）。 |
| 民国 | 清远（广东清远市）、大湾（广东云浮市）。 |

# 草 薢

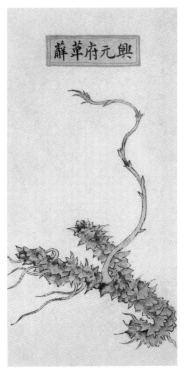

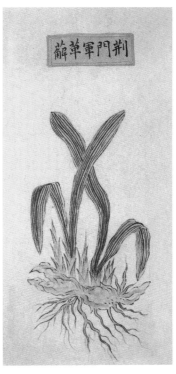

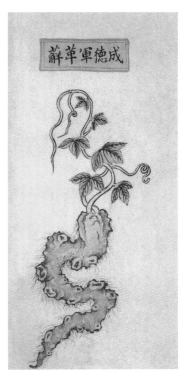

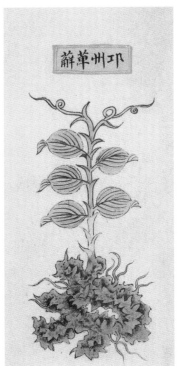

| | |
|---|---|
| 汉代 | 真定（河北正定县）。 |
| 唐代 | 华州（陕西汉中市）。 |
| 宋代 | 邛州（四川邛崃市）、成德军（河北正定县）、荆门军（湖北荆门市）、兴元府（陕西南郑县）。 |
| 明代 | 汉中府（陕西汉中市）、邛州（四川邛崃市）、荆门州（湖北荆门市）、真定府（河北正定县）。 |
| 民国 | 四川、湖南、江西、西江（广东肇庆市）、北江（广东清远市）、东京（越南河内市）。 |

# 白　薇

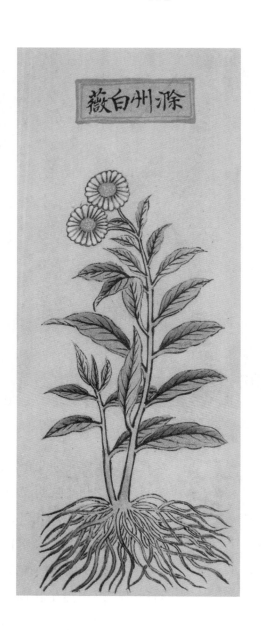

汉代　　平原（山东平原县）。

唐代　　华州（陕西汉中市）。

宋代　　滁州（安徽滁州市）。

明代　　滁州（安徽滁州市）。

民国　　北江（广东清远市）、清远（广东清远市）、石潭（广东清新县）。

# 菝葜

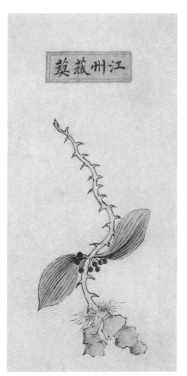 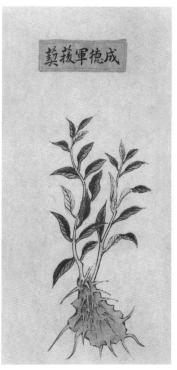 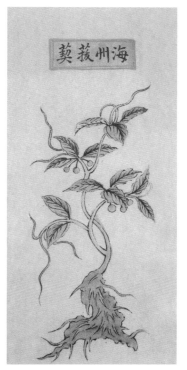

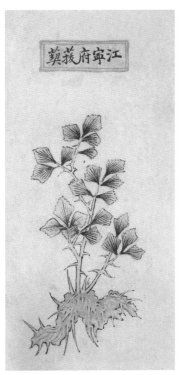

唐代　　华州（陕西汉中市）。

宋代　　成德军（河北正定县）、海州（江苏
　　　　东海县）、江州（江西九江市）、江
　　　　宁府（江苏南京市）。

明代　　真定府（河北正定县）、海州（江苏
　　　　东海县）、直隶安庆府又广西江州（安
　　　　徽安庆市或广西崇左市）、应天府（江
　　　　苏南京市）。

# 大　青

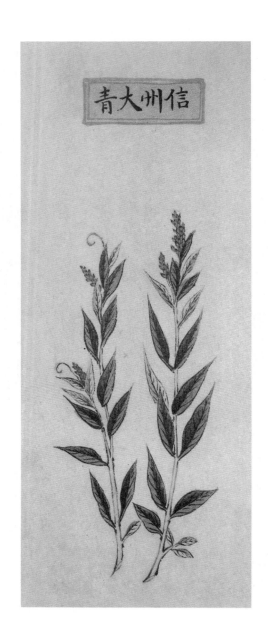

宋代　　信州（江西上饶市）。

明代　　广信府（江西上饶市）。

民国　　广西北流（广西北流市）、广东肇属广利（广东肇庆市）。

# 艾　叶

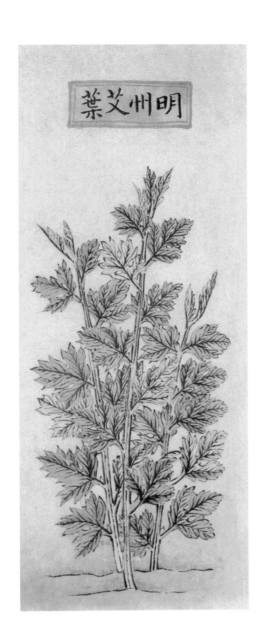

**宋代**　明州（浙江宁波市）。

**明代**　蕲州（湖北蕲春县）、宁波府（浙江宁波市）。

**民国**　广东北江（广东清远市）、江浙（江苏、浙江）、广东南番顺（广东广州市番禺区、佛山市南海区、顺德区）。

# 鼠黏子

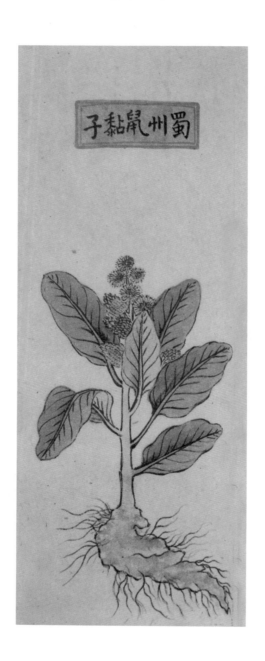

宋代　蜀州（四川崇州市）。

明代　成都府崇庆州（四川崇州市）。

民国　湖北省宜昌府宜都与资邱（湖北宜昌市和湖北平邑县）、陕西汉中、牛庄（山东烟台市）、奉天（辽宁沈阳市）、四川、吉林。

# 地　榆

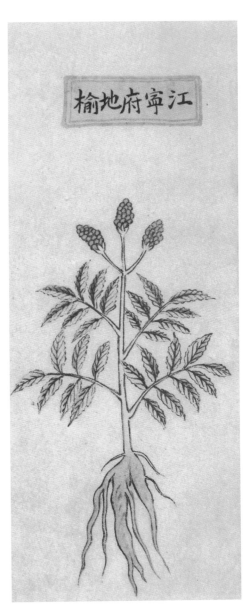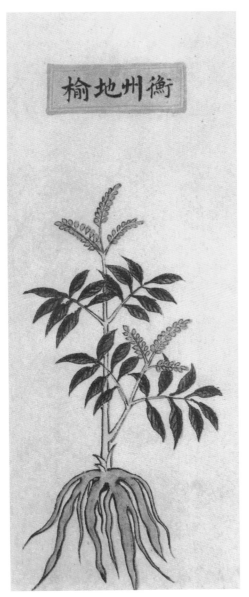

草部

汉代　冤句（山东菏泽市）、桐柏山（河南桐柏县）。

宋代　江宁府（江苏南京市）、衡州（湖南衡阳市）。

明代　应天府（江苏南京市）、衡州府（湖南衡阳市）。

民国　星子（广东连州市）、连州（广东连州市）、北江（广东清远市）。

# 大　蓟

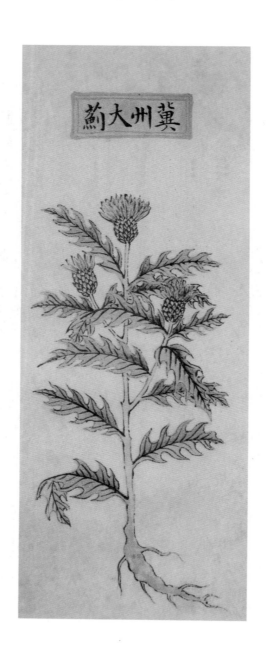

宋代　　冀州（河北冀州市）。

明代　　蓟州（天津市蓟县）。

民国　　从化（广东从化市）、清远（广东清远市）。

# 小　蓟

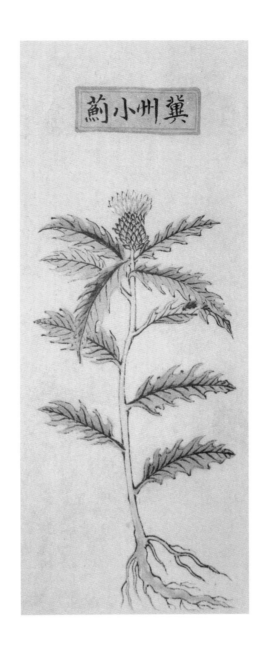

宋代　　冀州（河北冀州市）。

明代　　冀州（河北冀州市）。

民国　　从化（广东从化市）、清远（广东清远市）。

# 泽 兰

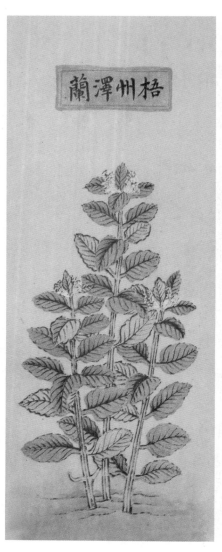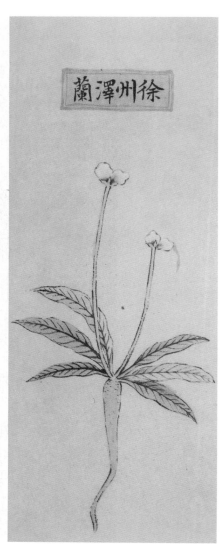

汉代　　汝南（河南汝州市）。
宋代　　徐州（江苏徐州市）、梧州（广西梧州市）。
明代　　徐州（江苏徐州市）、梧州府（广西梧州市）。
民国　　清远（广东清远市）、石潭（广东清远市）。

中国传统道地药材图典

# 防 己

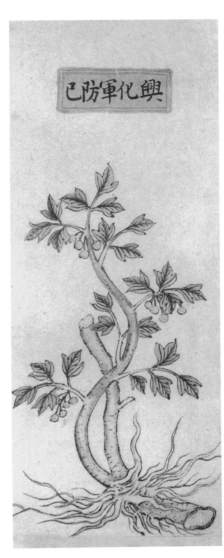 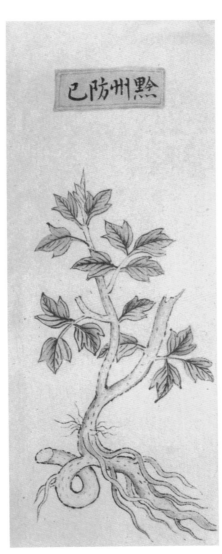

汉代　汉中（陕西汉中市）。

唐代　华州（陕西汉中市）、梁州（陕西汉中市）。

宋代　兴元府（陕西汉中市）、黔州（重庆彭水苗族土家族自治县）。

明代　汉中府（陕西汉中市）。

民国　清远（广东清远市）、平岗（广东阳江市）、罗定（广东罗定市）、连滩（广东云浮市）。

# 天　麻

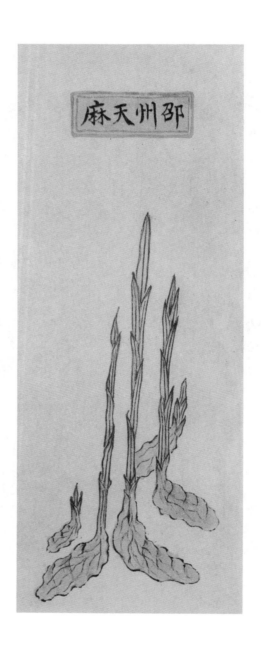

宋代　　邵州（湖南邵阳市）。

明代　　宝庆府（湖南邵阳市）、郓州（山东郓城县）。

# 高良姜

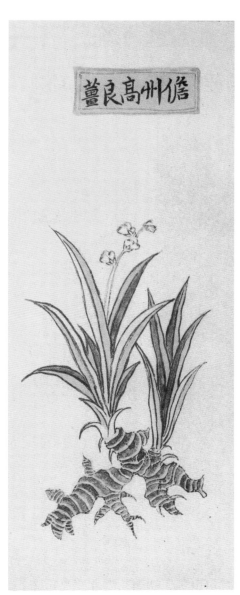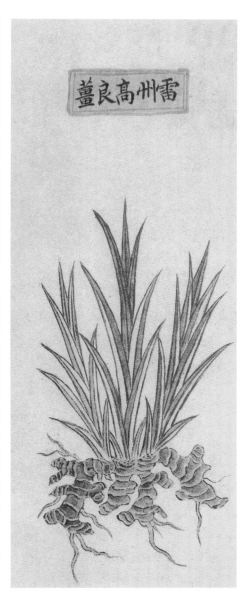

唐代　　嶲州（四川西昌市）。

宋代　　儋州（海南儋州市）、雷州（广东雷州市）。

明代　　儋州（海南儋州市）、雷州府（广东雷州市）。

草部

# 百部根

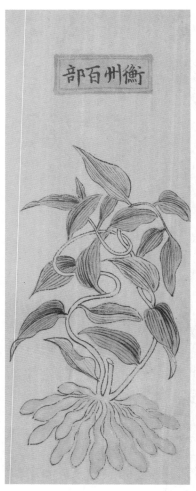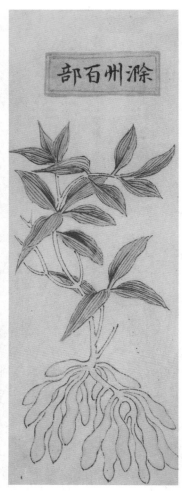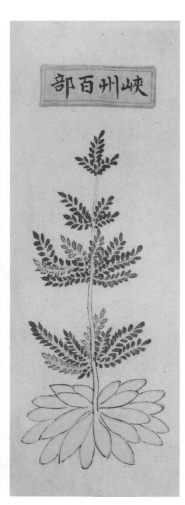

唐代　　益州（四川成都市）。

宋代　　衡州（湖南衡阳市）、滁州（安徽滁州市）、峡州（湖北宜昌市）。

明代　　衡州府（湖南衡阳市）、滁州（安徽滁州市）、陕州（河南陕县）。

民国　　北江（广东清远市）、石潭（广东清远市）、清远（广东清远市）、大湾（广
　　　　东云浮市）、下四府（广东高州市、广东雷州市、广西合浦县、海南）。

# 茴香子

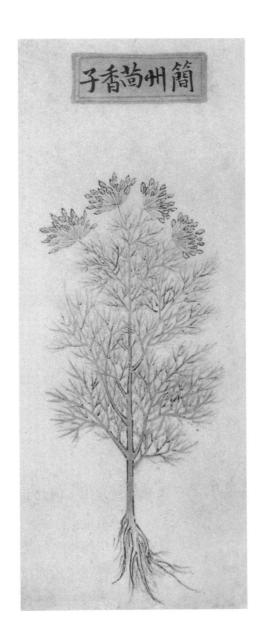

子香茴州簡

宋代　　简州（四川简阳市）。

明代　　成都府简县（四川简阳市）。

# 款冬花

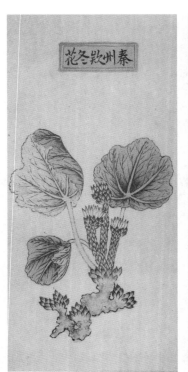
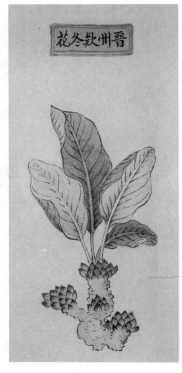
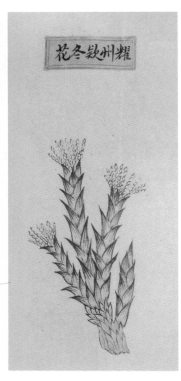
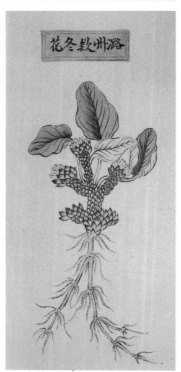

汉代　常山（河北元氏县）、上党（山西长治市）。

唐代　华州（陕西汉中市）。

宋代　晋州（山西临汾市）、潞州（山西长治市）、雍州（陕西凤翔县）、秦州（甘肃天水市）。

明代　平阳府（山西临汾市）、潞州（山西长治市）、耀州（陕西铜川市）、秦州（甘肃天水市）。

# 红蓝花

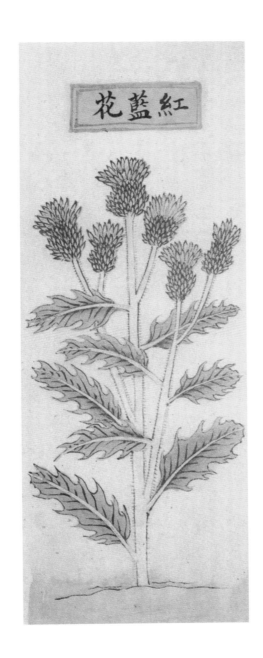

花藍紅

**明代**　镇江（江苏镇江市）。

草
部

# 京三棱

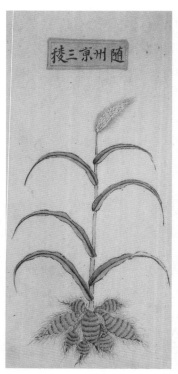

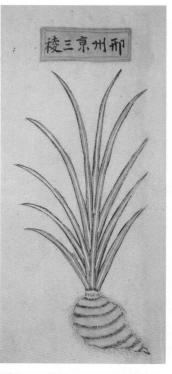

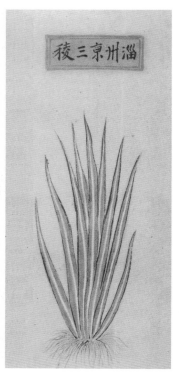

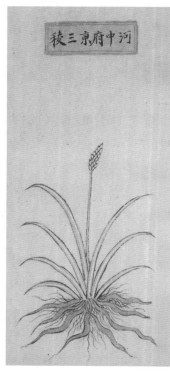

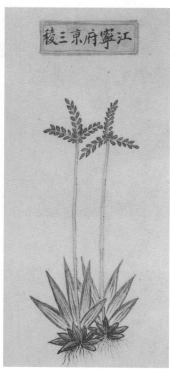

宋代　江陵府（湖北江陵县）、河中府（山西永济市）、邢州（河北邢台市）、淄州（山东淄川区）、随州（湖北随州市）。

明代　随州（湖北随州市）、荆州（湖北江陵县）。

民国　徐州府（江苏徐州市）、江西、河南。

# 姜　黄

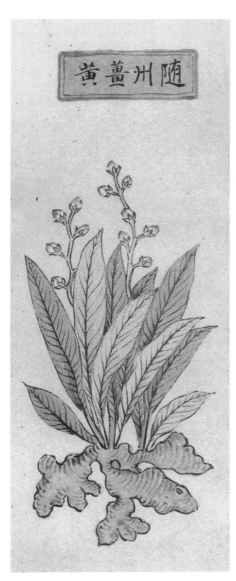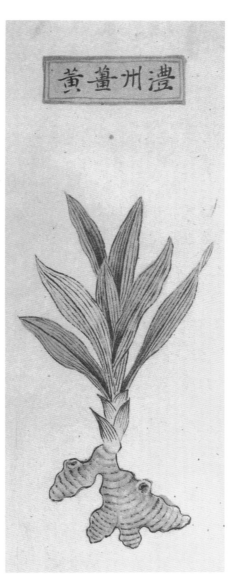

唐代　　益州（四川成都市）。

宋代　　宜州（广西宜州市）、澧州（湖南澧县）。

明代　　庆远府宜山县（广西宜州市）、澧州（湖南澧县）。

民国　　老河口（湖北老河口市）、番禺（广东番禺区）、西江（广东肇庆市）、北江（广
　　　　东清远市）、四川、湖北。

# 荜 茇

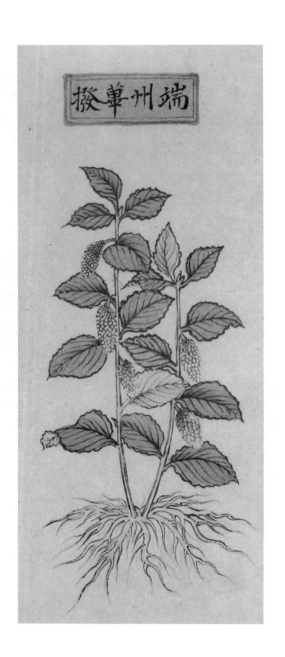

宋代　　端州（广东肇庆市）。

明代　　肇庆府（广东肇庆市）。

民国　　安南（越南）、石叻（新加坡）。

# 郁　金

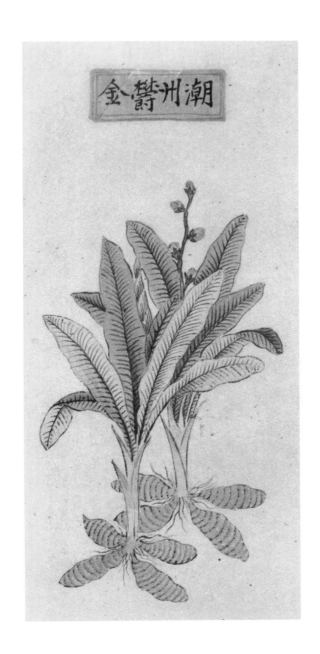

唐代　　益州（四川成都市）。

宋代　　潮州（广东潮州市）。

明代　　蜀地（四川）、潮州府（广东潮州市）。

民国　　四川、广东、广西。

# 延胡索

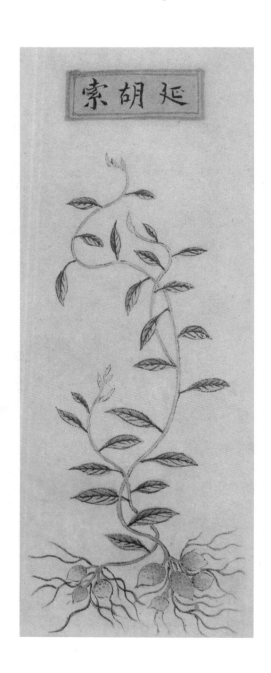

明代　　镇江（江苏镇江市）。

民国　　宁波府（浙江宁波市）。

# 肉豆蔻

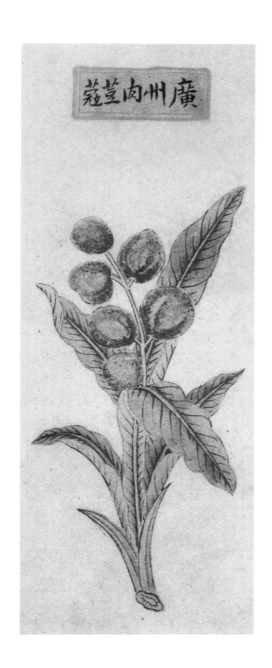

蔻荳肉州廣

宋代　广州（广东广州市）。

明代　广州府（广东广州市）。

民国　菩萨山（越南）、东波山（越南）、暹罗（泰国）、广州（广东广州市）。

草
部

# 补骨脂

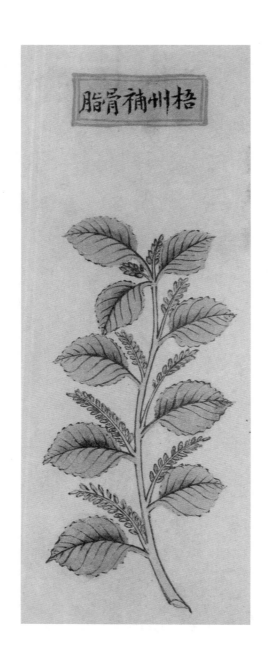

脂骨補州梧

宋代　梧州（广西梧州市）。

明代　南蕃（越南）、梧州府（广西梧州市）。

中国传统道地药材图典

# 零陵香

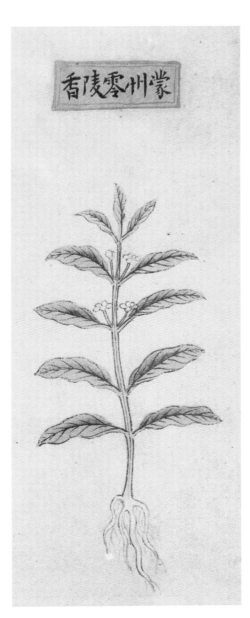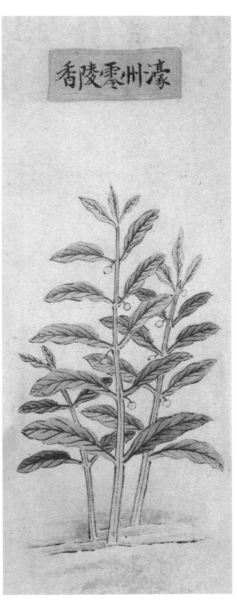

草

部

宋代　　蒙州（广西蒙山县）、濠州（安徽凤阳县）。

明代　　平乐府永安州（广西蒙山县）、凤阳府（安徽凤阳县）、永州府（湖南永州市）。

# 缩砂蜜

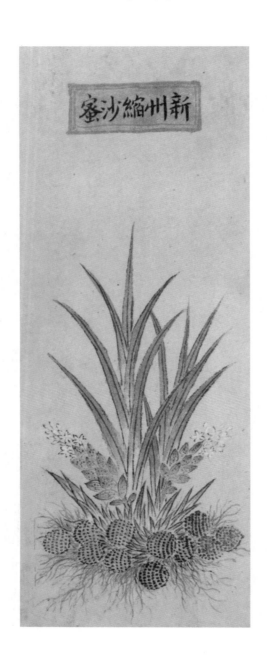

宋代　　新州（广东新兴县）。
明代　　肇庆府新兴县（广东新兴县）。

# 蓬莪术

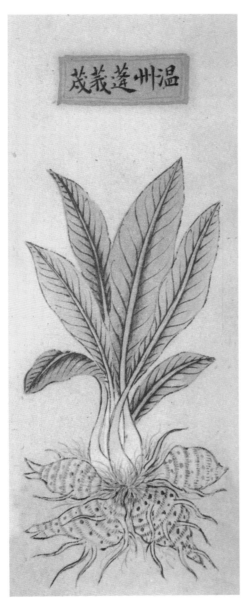 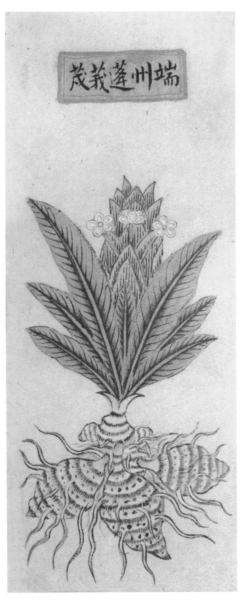

温州蓬莪茂　　端州蓬莪茂

宋代　　温州（浙江温州市）、端州（广东肇庆市）。

明代　　西戎（甘肃、青海）。

111

# 白　前

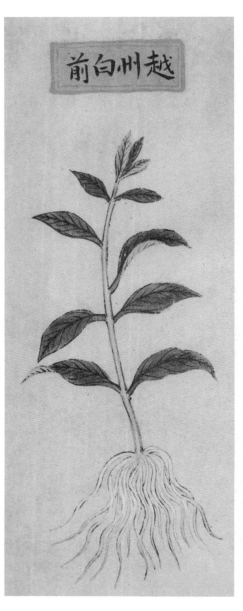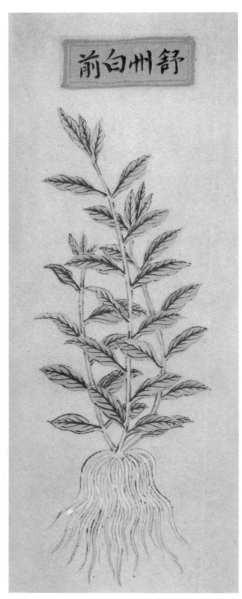

宋代　　越州（浙江绍兴市）、舒州（安徽潜山县）。

明代　　绍兴府（浙江绍兴市）、安庆府潜山县（安徽潜山县）。

民国　　北江（广东肇庆市）、清远（广东清远市）、三水（广东三水市）、南沙（广东广州市）、镇江府（江苏镇江市）。

# 荠苨

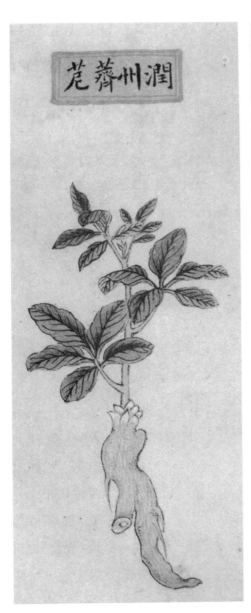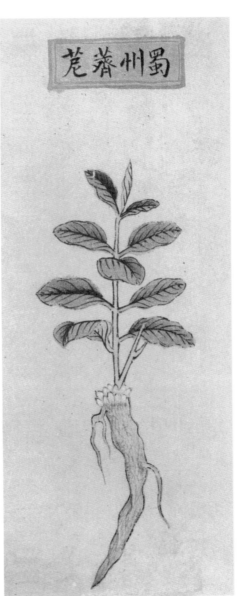

宋代　　润州（江苏镇江市）、蜀州（四川崇州市）。

明代　　镇江府（江苏镇江市）、成都府崇庆州（四川崇州市）。

# 白 药

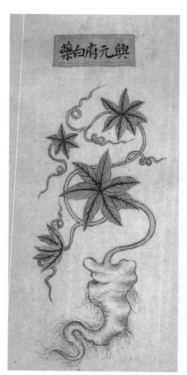

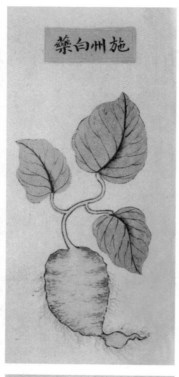

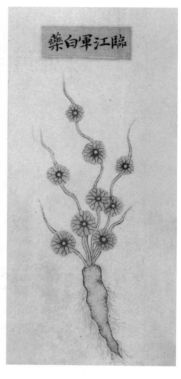

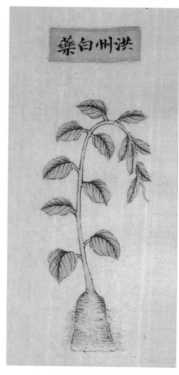

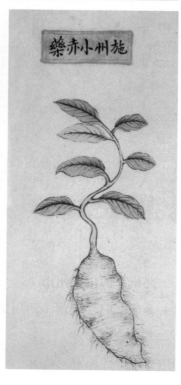

唐代　原州（甘肃固原县）
宋代　兴元府（陕西汉中
　　　市）、临江军（江
　　　西樟树市）、洪州
　　　（江西南昌市）、施
　　　州（湖北恩施市）。
明代　汉中府（陕西汉中
　　　市）、临江府（江
　　　西樟树市）、南昌
　　　府（江西南昌市）、
　　　施州（湖北恩施
　　　市）。

# 香附子

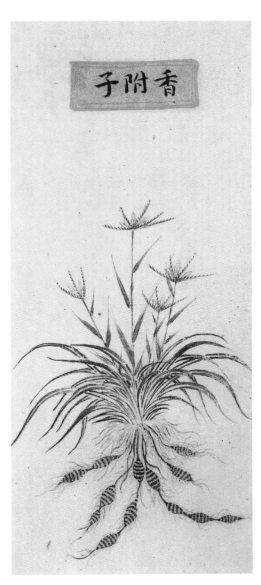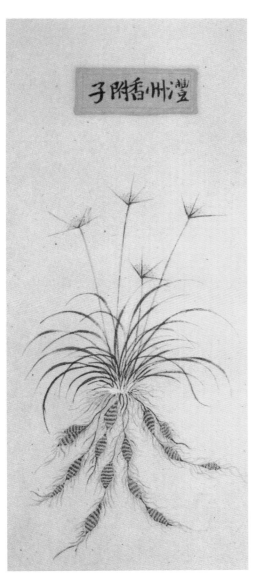

草
部

**宋代**　澧州（湖南澧县）。

**明代**　澧州（湖南澧县）、交州（越南）。

**民国**　三水（广东三水市）、横江（广东江门市）、清远（广东清远市）、南沙（广东广州市）、大塘（广东韶关市）、下四府（广东高州市、广东雷州市、广西合浦县、海南）、安南（越南）。

115

# 毕澄茄

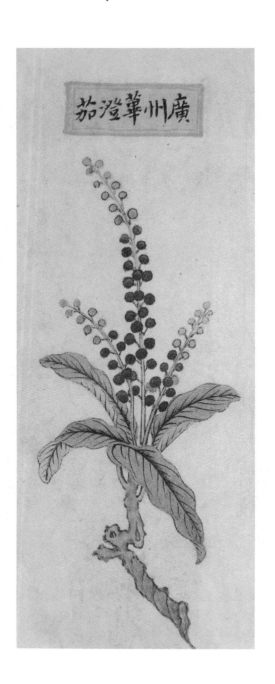

廣州蓽澄茄

宋代　　广州（广东广州市）。
明代　　广州府（广东广州市）。

# 胡黄连

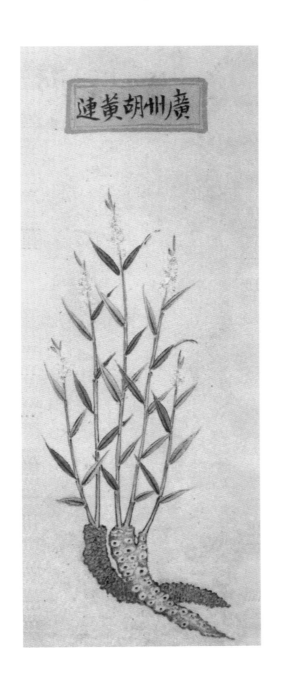

明代　广州府（广东广州市）。

民国　吉打（马来西亚西北部）。

草

部

# 甘松香

宋代　　文州（甘肃文县）。

明代　　巩昌府文县（甘肃文县）。

# 醴　肠

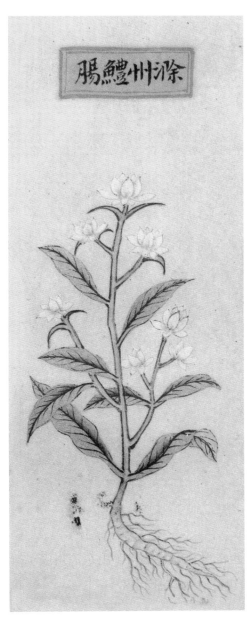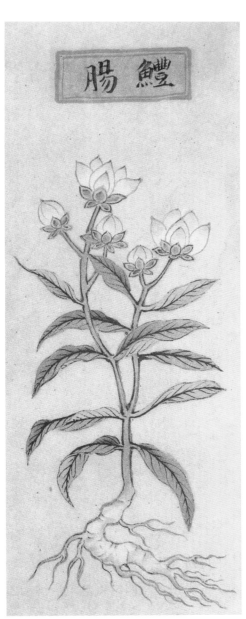

宋代　　滁州（安徽滁州市）。

明代　　滁州（安徽滁州市）、延安府宜川县（陕西宜川县）。

# 茅香花

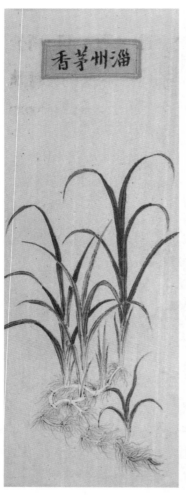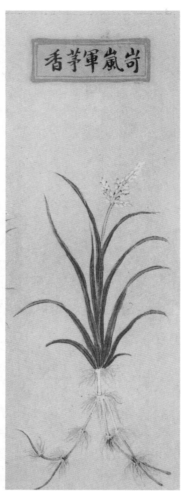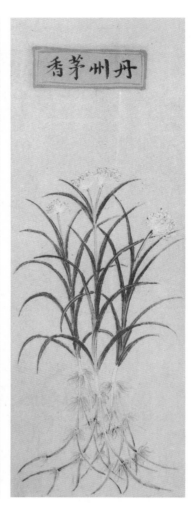

宋代　　丹州（陕西宜川县）、岢岚军（山西岢岚县）、淄州（山东淄川区）。

明代　　岢岚州（山西岢岚县）、济南府淄川县（山东淄川区）。

# 使君子

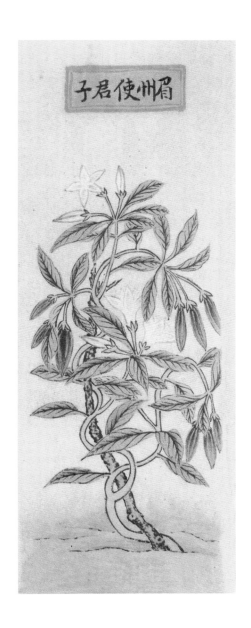

宋代　　眉州（四川眉山市）。

明代　　眉州（四川眉山市）。

民国　　四川、新会（广东新会区）、东莞（广东东莞市）、连州（广东连州市）、
罗定（广东罗定市）、南宁（广西南宁市）、百色（广西百色市）、东京（越
南河内市）。

草

部

121

# 地 笋

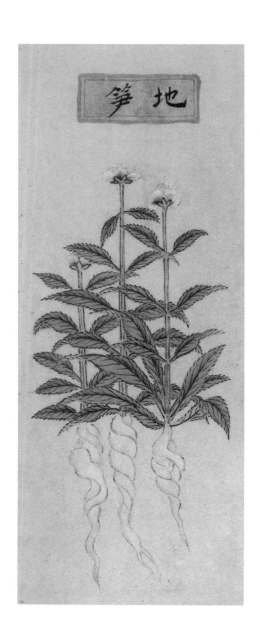

明代 　徐州（江苏徐州市）、梧州府（广西梧州市）。

# 剪　草

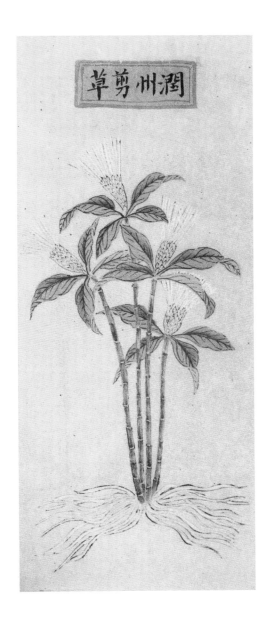

宋代　　润州（江苏镇江市）。

明代　　金华府（浙江金华市）。

草

部

# 附 子

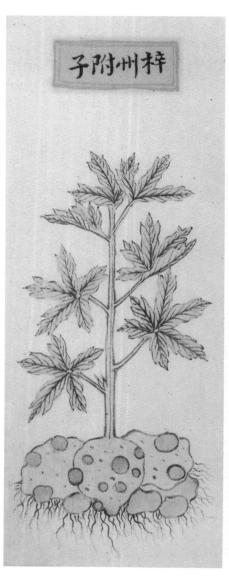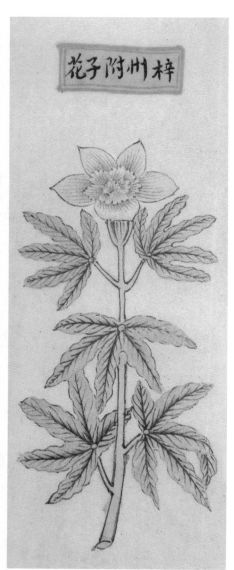

汉代　广汉（四川广汉市）、犍为（四川宜宾市）。
唐代　绵州（四川绵阳市）、龙州（四川江油市）。
宋代　梓州（四川三台县）。
明代　直隶潼川州（四川三台县）、蜀中（四川）。
民国　龙安府（四川平武县）、江油（四川江油市）。

# 乌　头

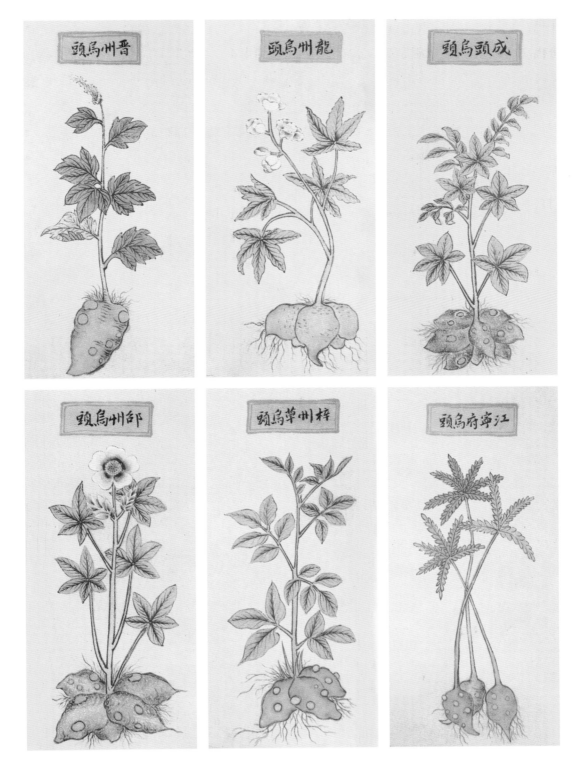

晋州乌头

龙州乌头

成头乌头

邵州乌头

梓州草乌头

江宁府乌头

汉代　　朗陵（河南确山县）。

唐代　　绵州（四川绵阳市）、龙州（四川江油市）。

宋代　　江宁府（江苏南京市）、成州（甘肃成县）、邵州（湖南邵阳市）、晋州（山西临汾市）、梓州（四川三台县）、龙州（四川江油市）。

明代　　蜀土（四川）、赤水（陕西华县）、宝庆府（湖南邵阳市）、巩昌府成县（甘肃成县）、平阳府（山西临汾市）、潼川州（四川三台县）、应天府（江苏南京市）。

民国　　龙安府（四川平武县）、汉中府（陕西汉中市）。

# 侧　子

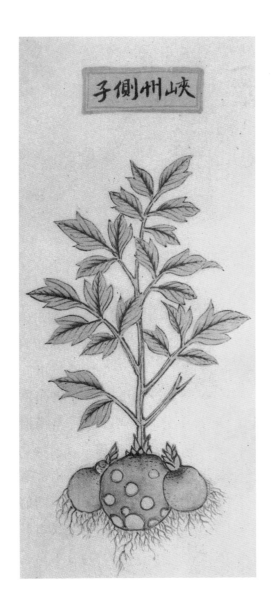

唐代　　龙州（四川江油市）、绵州（四川绵阳市）。

宋代　　峡州（湖北宜昌市）。

明代　　蜀地（四川）、龙州（四川江油市）、绵州（四川绵阳市）。

127

# 半　夏

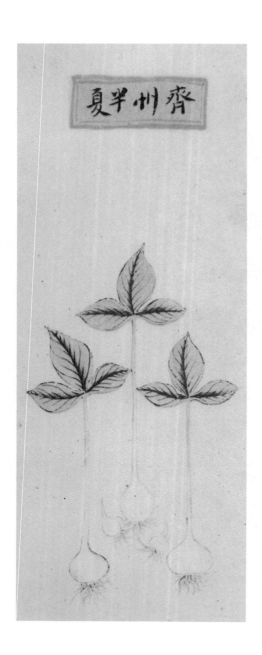

汉代　　槐里（陕西兴平市）。

唐代　　谷州（湖北谷城县）、润州（江
　　　　苏镇江市）、宣州（安徽宣
　　　　城市）。

宋代　　齐州（山东历城区）。

明代　　济南府（山东济南市）。

民国　　荆州（湖北江陵县）、长德（湖
　　　　南常德市）、西江（广东肇庆市）、
　　　　下四府（广东高州市、广东雷
　　　　州市、广西合浦县、海南）、
　　　　东京（越南河内市）、云南、
　　　　四川、安徽。

# 虎掌

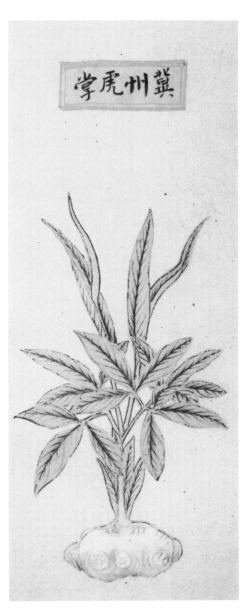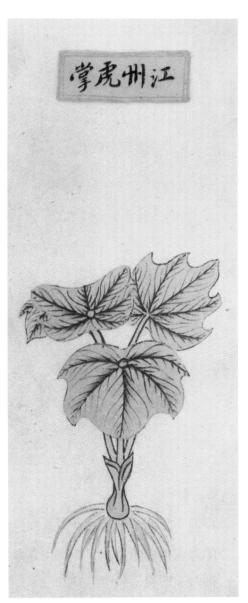

草部

汉代    汉中（陕西汉中市）、宛句（山东菏泽市）。

宋代    冀州（河北冀州市）、江州（江西九江市）。

明代    冀州（河北冀州市）、直隶安庆府又广西江州又江西九江府（安徽安庆市或广西崇左县或江西九江市）。

# 大　黄

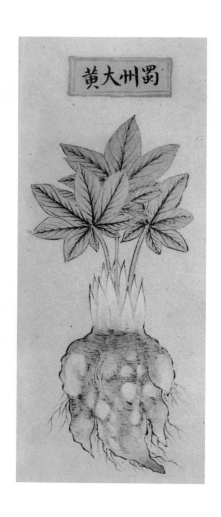

汉代　　河西（陕西关中东部黄河洛河之间）、陇西（甘肃临洮县）。
唐代　　隰州（山西隰县）、廓州（青海贵德县）、凉州（甘肃武威市）。
宋代　　蜀州（四川崇州市）。
明代　　成都府崇庆州（四川崇州市）、凉州卫（甘肃武威市）。
民国　　汶县（四川汶川县）、灌县（四川都江堰市）、兴安（陕西安康市）、汉中（陕
西汉中市）、雅州（四川雅安市）、南川（重庆南川区）、五台山（山西忻
州市）、岐州（陕西凤翔市至岐山县）、浑源州（山西浑源县）、阳高县（山
西阳高县）、大同（山西大同市）。

# 葶 苈

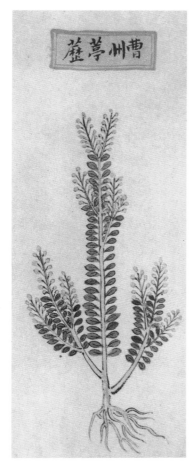 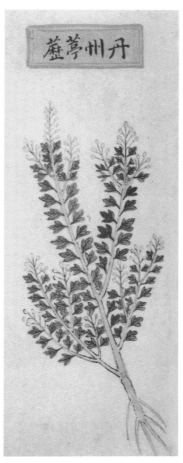 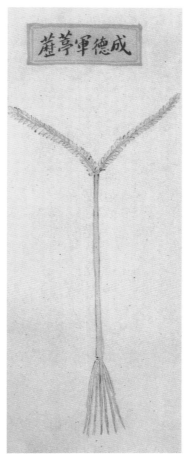

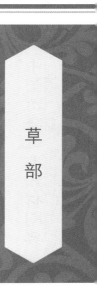

草 部

汉代　藁城（河北藁城市）。

宋代　丹州（陕西宜川县）、成德军（河北正定县）、曹州（山东菏泽市）。

明代　曹州（山东菏泽市）、徐州（江苏徐州市）、解州（山西运城市）。

民国　禹州府（河南禹州市）、兖州（山东兖州区）、安徽、江苏。

# 桔 梗

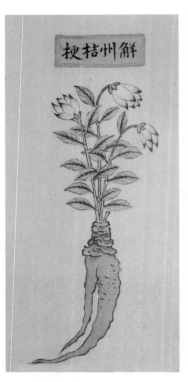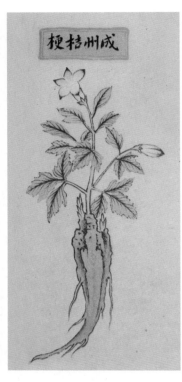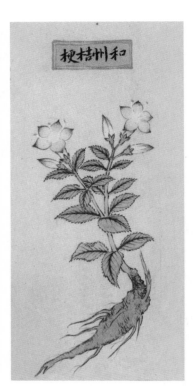

| | |
|---|---|
| 汉代 | 嵩高（河南登封市）、冤句（山东菏泽市）。 |
| 唐代 | 华州（陕西汉中市）、谷州（湖北谷城县）、虢州（河南灵宝市）。 |
| 宋代 | 成州（甘肃成县）、和州（安徽和县）、解州（山西运城市）。 |
| 明代 | 巩昌府成县（甘肃成县）、和州（安徽和县）、秦州（甘肃天水市）。 |
| 民国 | 滁州（安徽滁州市）、广西。 |

# 莨菪

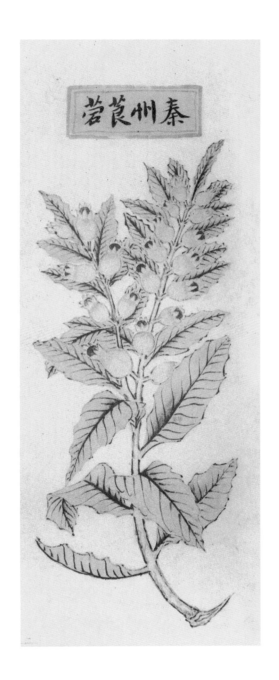

汉代　　雍州（陕西凤翔县）。

宋代　　秦州（甘肃天水市）。

明代　　汝阴（安徽合肥市）。

# 草　蒿

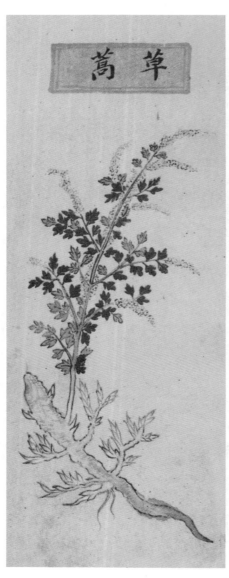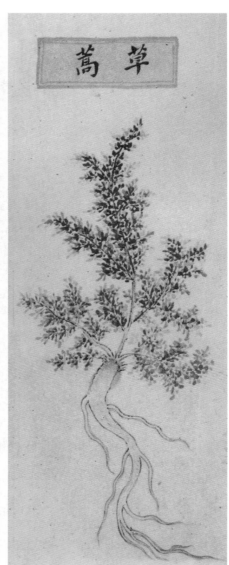

汉代　　华阴（陕西华阴市）。

明代　　荆豫（湖北、河南）、楚州（江苏楚州区）。

民国　　英德（广东英德市）。

# 旋覆花

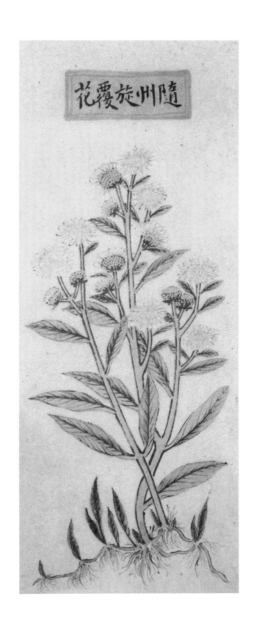

宋代　随州（湖北随州市）。

明代　随州（湖北随州市）、河南。

民国　贺县（广西贺州市）、钟山（广西钟山县）、八步（广西八步镇）、下四府（广东高州市、广东雷州市、广西合浦县、海南）、惠州（广东惠州市）、阳江（广东阳江市）。

草　部

# 藜 芦

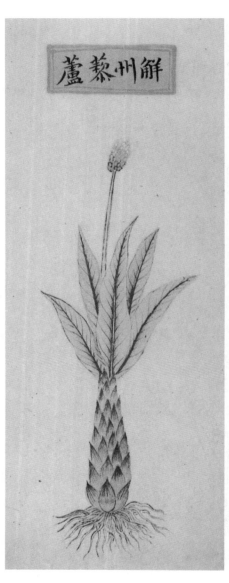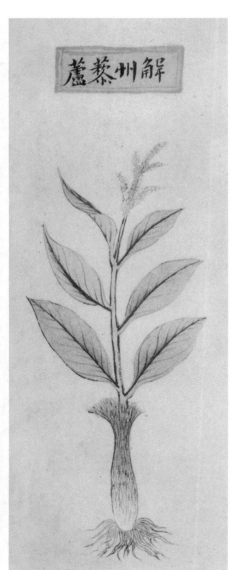

汉代　太山（山东泰安市）。
唐代　岐州（陕西凤翔市至岐山县）。
宋代　解州（山西运城市）。
明代　解州（山西运城市）。
民国　镇江府（江苏镇江市）。

# 射 干

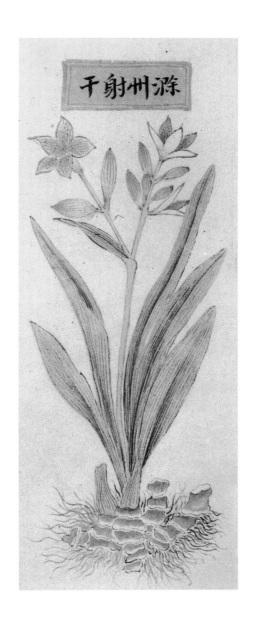

| 汉代 | 南阳（河南南阳市）。 |
| 宋代 | 滁州（安徽滁州市）。 |
| 明代 | 滁州（安徽滁州市）。 |
| 民国 | 江苏、浙江、广东。 |

草

部

# 蛇 含

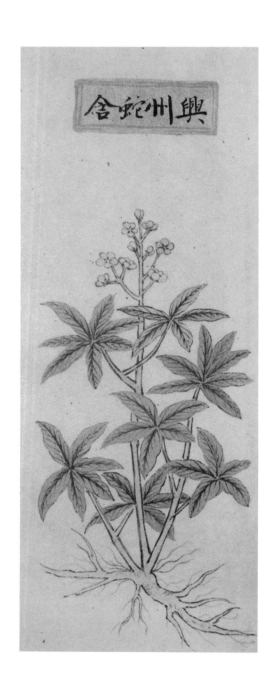

汉代　　益州（四川成都市）。

宋代　　兴州（陕西略阳县）。

明代　　汉中府略阳县（陕西略阳县）。

# 常　山

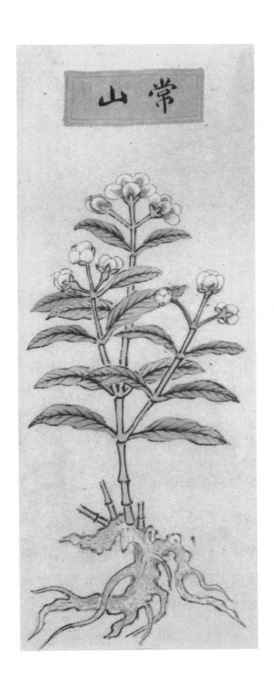

汉代　　汉中（陕西汉中市）、益州（四川成都市）。
明代　　宜都（湖北宜都市）、建平（安徽郎溪县）。
民国　　万县（重庆万州区）、清远（广东清远市）、湖南。

草部

# 蜀　漆

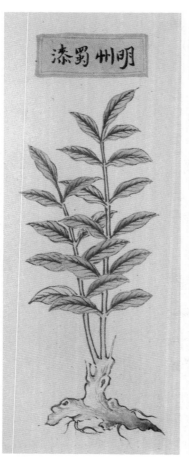
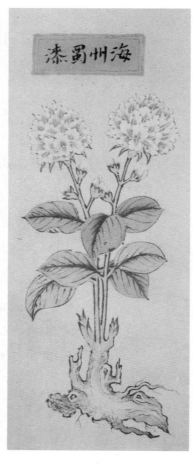
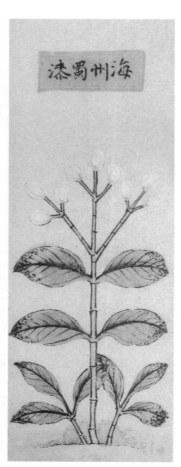

汉代　　汉中（陕西汉中市）、蜀郡（四川成都市）、江林山（四川）。

唐代　　金州（陕西安康市）、益州（四川成都市）。

宋代　　明州（浙江宁波市）、海州（江苏东海县）。

明代　　宁波府（浙江宁波市）、海州（江苏东海县）。

# 甘 遂

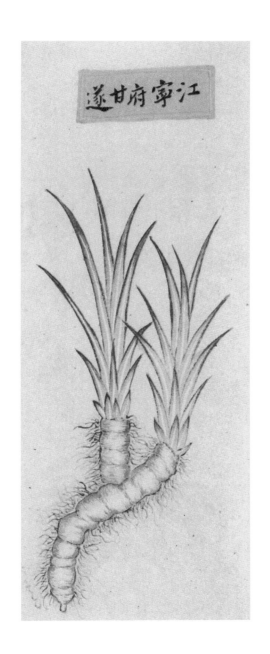

汉代　　中山（河北定州市）。

宋代　　江宁府（江苏南京市）。

明代　　应天府（江苏南京市）。

民国　　陕西、山西。

草
部

141

# 白 蔹

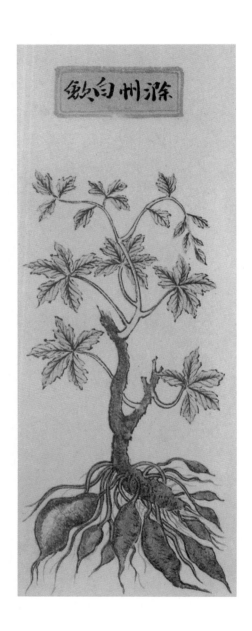

汉代　衡山（湖南衡山县）。

唐代　华州（陕西汉中市）。

宋代　滁州（安徽滁州市）。

明代　西京（河南洛阳市）。

民国　博罗（广东博罗县）、东江（广东惠州）。

# 青葙子

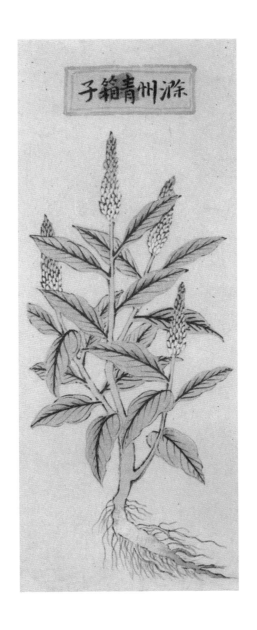

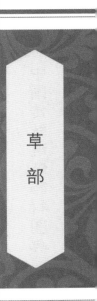

草
部

宋代　　滁州（安徽滁州市）。

明代　　滁州（安徽滁州市）。

143

# 白 及

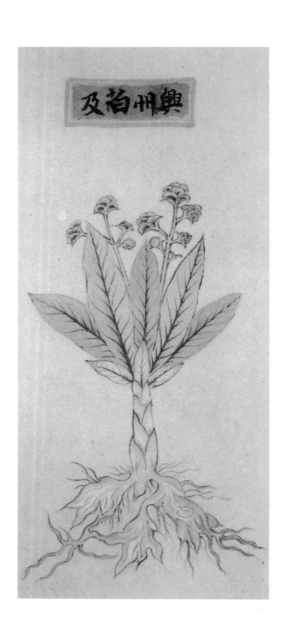

汉代　　北山（吉林吉林市）、越山（浙江萧山区）。

唐代　　申州（河南南阳市）。

宋代　　兴州（陕西略阳县）。

明代　　滁州（安徽滁州市）、汉中府略阳县（陕西略阳县）。

民国　　汉中府（陕西汉中市）、安庆府（安徽安庆市）。

# 大　戟

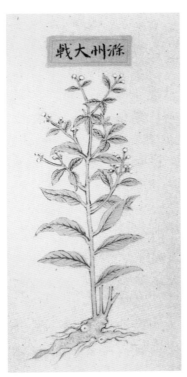
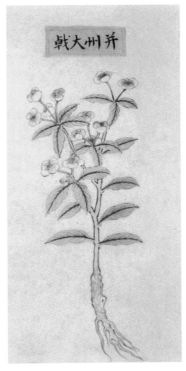
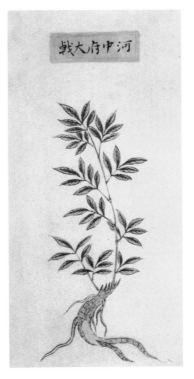

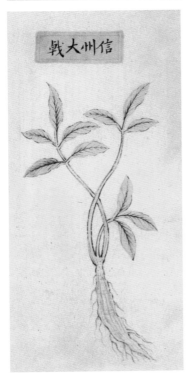

汉代　　常山（河北元氏县）。

宋代　　并州（山西太原市）、河中府（山西永济市）、信州（江西上饶市）、滁州（安徽滁州市）。

明代　　汝宁府信阳州（河南南阳市）、滁州（安徽滁州市）、河中府（山西永济市）、广信府（江西上饶市）。

民国　　禹州府（河南禹州市）、南宁（广西南宁市）。

# 茵 芋

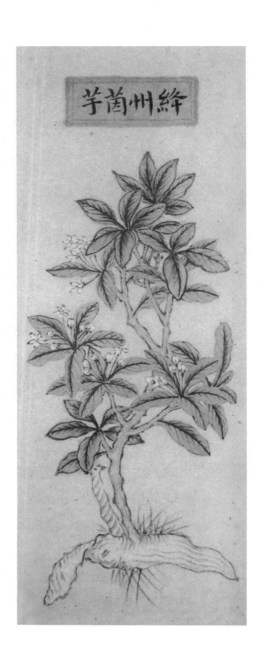

汉代　太山（山东泰安市）。

唐代　华州（陕西汉中市）。

宋代　绛州（山西新绛县）。

明代　太原府（山西太原市）、绛州（山西新绛县）。

146

# 羊踯躅

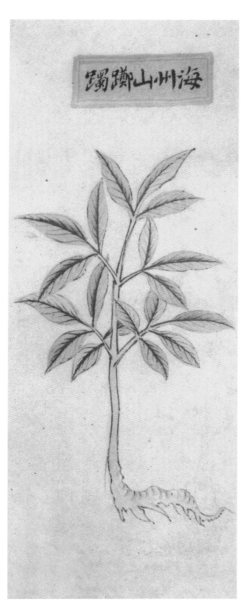
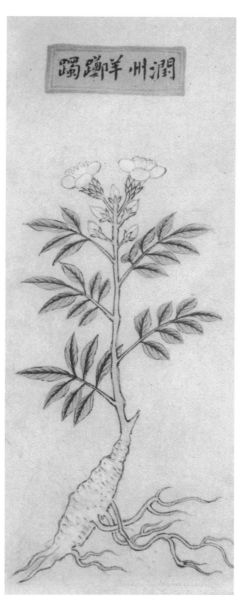

草
部

汉代　　淮南（安徽）、太行山（山西晋城市）。

宋代　　润州（江苏镇江市）、海州（江苏东海县）。

明代　　镇江府（江苏镇江市）、海州（江苏东海县）。

147

# 何首乌

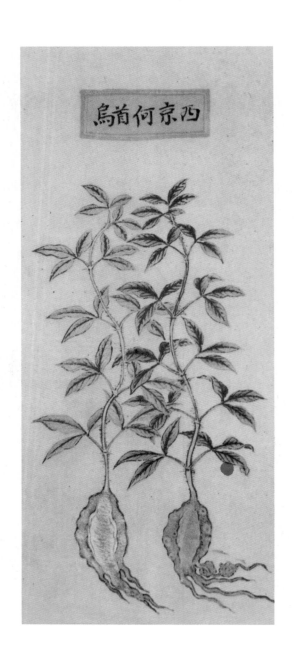

宋代　　西京（河南洛阳市）。

明代　　怀庆府柘城县（河南柘城县）。

民国　　德庆（广东德庆县）、北江（广东肇庆市）、连州（广东清远市）、南宁（广西南宁市）、百色（广西百色市）。

# 商　陆

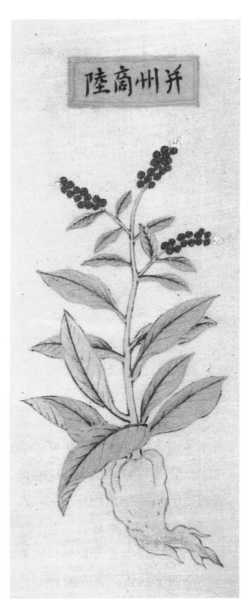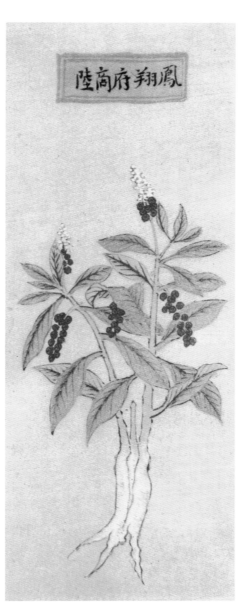

汉代　　咸阳（陕西咸阳市）。

宋代　　并州（山西太原市）、凤翔府（陕西凤翔县）。

明代　　太原府（山西太原市）、凤翔府（陕西凤翔县）。

民国　　清远（广东清远市）。

# 威灵仙

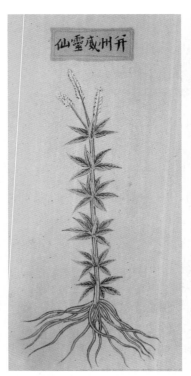 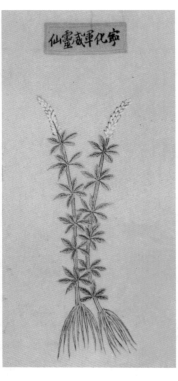 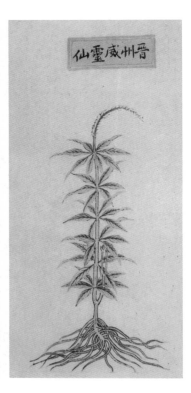

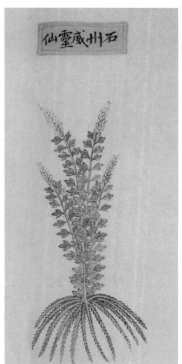

宋代　石州（山西离石区）、并州（山西太原市）、宁化军（山西宁武县至静乐县）、晋州（山西临汾市）。

明代　太原府（山西太原市）、平阳府（山西临汾市）、石州（山西离石区）、宁化军（山西宁武县至静乐县）。

民国　北江（广东肇庆市）、连州（广东连州市）、清远（广东清远市）、大湾（广东云浮市）、石潭（广东清远市）。

# 牵牛子

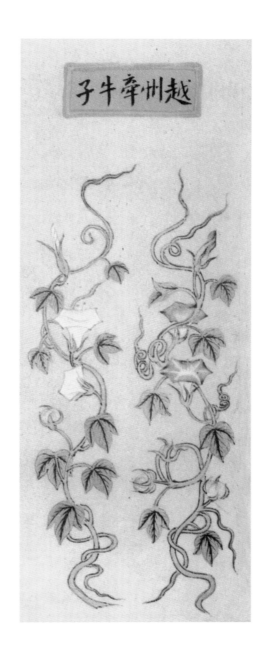

唐代　　襄州（湖北襄阳市）。

宋代　　越州（浙江绍兴市）。

明代　　绍兴府（浙江绍兴市）。

# 蓖麻子

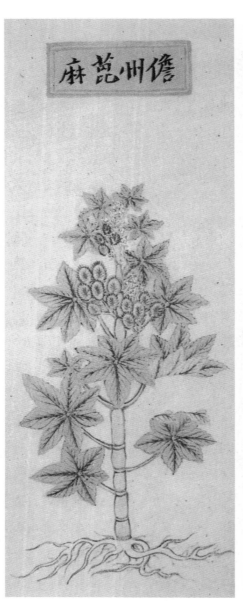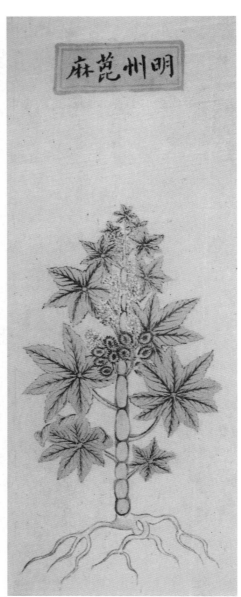

宋代　　明州（浙江宁波市）、儋州（广东儋州市）。

明代　　宁波府（浙江宁波市）、儋州（海南儋州市）。

民国　　东京（越南河内市）、北江（广东肇庆市）、清远（广东清远市）、下四府（广东高州市、广东雷州市、广西合浦县、海南）。

# 天南星

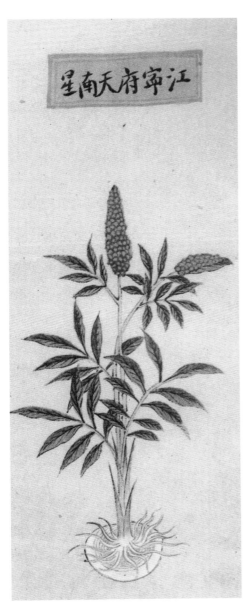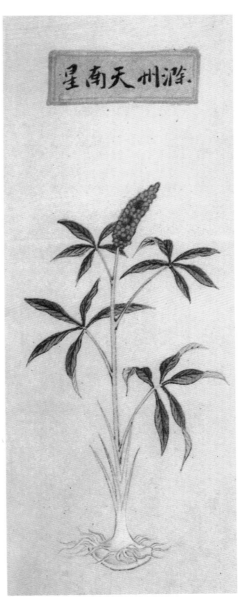

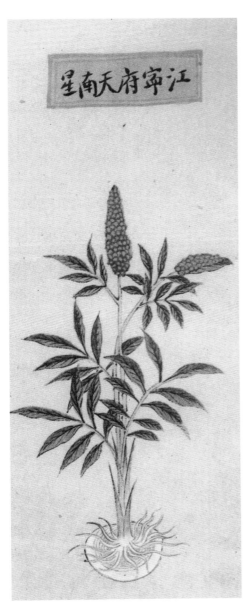
江宁府天南星

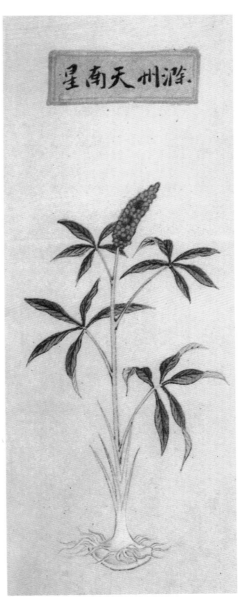
滁州天南星

草
部

| | |
|---|---|
| 宋代 | 江宁府（江苏南京市）、滁州（安徽滁州市）。 |
| 明代 | 应天府（江苏南京市）、滁州（安徽滁州市）。 |
| 民国 | 镇江府（江苏镇江市）、湖北、广西。 |

# 八角茴香

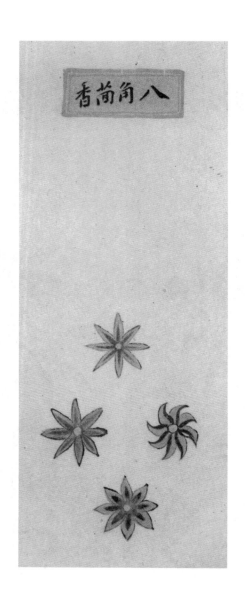

明代　　徐州（江苏徐州市）。
民国　　彭城（江苏徐州市）、永州府祁阳县（湖南祁阳县）。

中国传统道地药材图典

# 萹 蓄

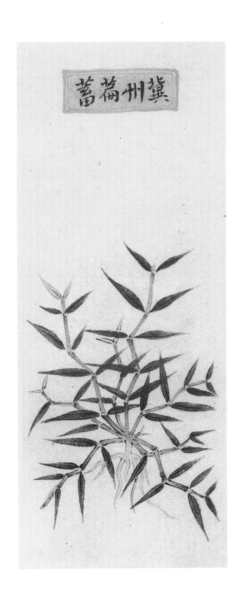

汉代　东莱（山东莱州市）。

唐代　宁州（甘肃宁县）。

宋代　冀州（河北冀州市）。

明代　冀州（河北冀州市）。

民国　龙门（广东惠州市）、从化（广东从化市）、惠州（广东惠州市）、新安（广东宝安区）。

# 狼　毒

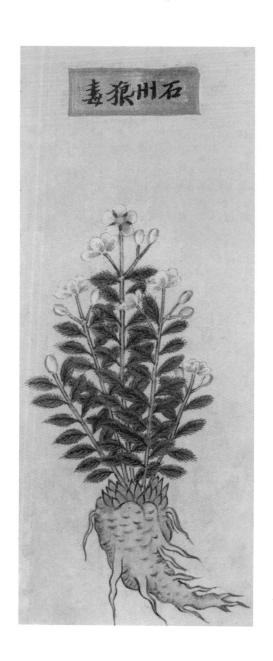

汉代　　秦亭（甘肃清水县）、奉高（山东泰安市）。

唐代　　秦州（甘肃天水市）。

宋代　　石州（山西离石区）。

明代　　石州（山西离石区）。

156

# 豨 莶

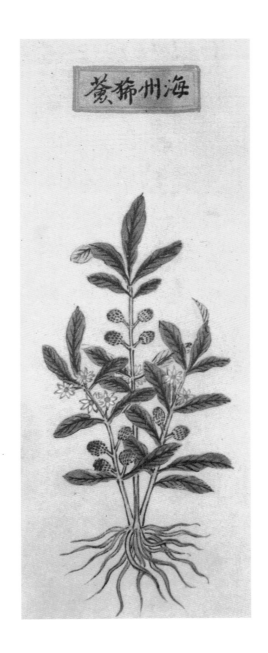

宋代　　海州（江苏东海县）。

明代　　海州（江苏东海县）、巩昌府文县（甘肃文县）、扬州府高邮州（江苏高邮市）。

民国　　广东。

# 马鞭草

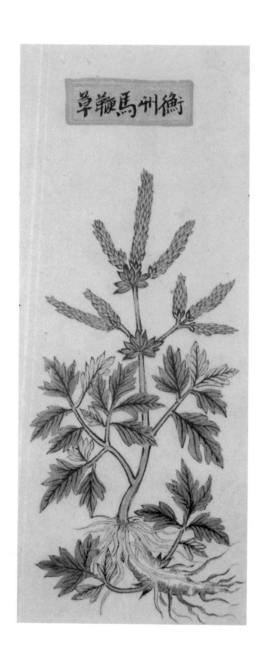

宋代　　衡州（湖南衡阳市）。

明代　　衡州府（湖南衡阳市）。

民国　　南宁（广西南宁市）、百色（广西百色市）、东京（越南河内市）。

# 白头翁

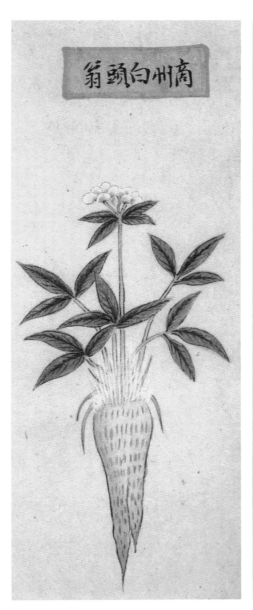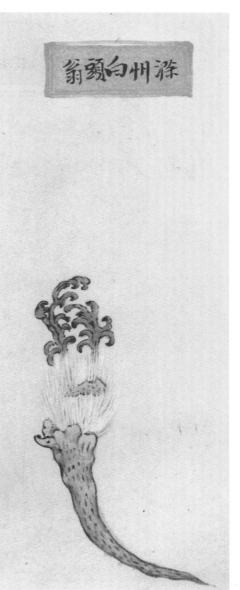

草<br>部

汉代　　嵩山（河南登封市）。

宋代　　商州（陕西商州区）、徐州（江苏徐州市）。

明代　　商州（陕西商州区）、徐州（江苏徐州市）。

民国　　滁州（安徽滁州市）。

# 甘蕉根

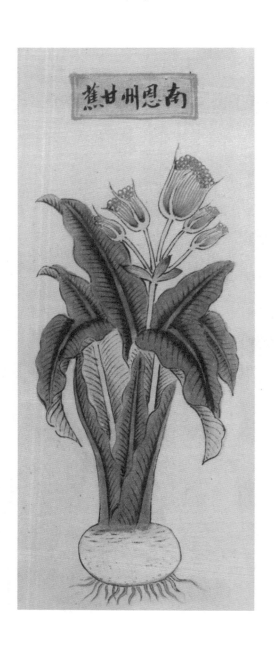

宋代　　南恩州（广东阳江市）。

明代　　肇庆府阳江县（广东阳江市）。

民国　　产南方近赤道各处（广东、广西、海南）。

# 鬼 臼

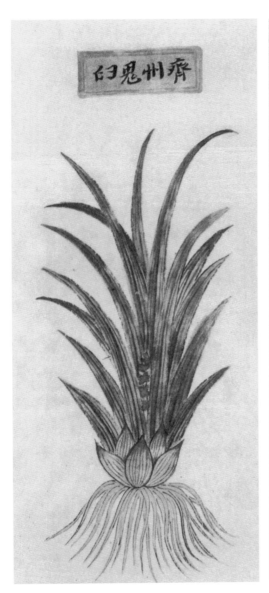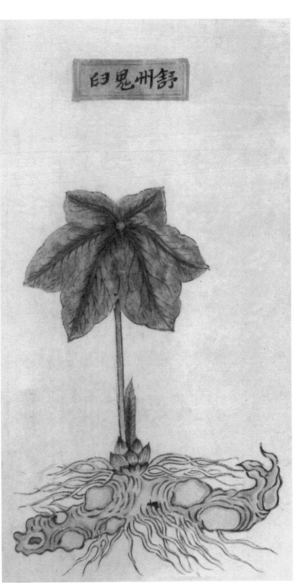

汉代　冤句（山东菏泽市）、九真（湖北蔡甸区）。

唐代　华州（陕西汉中市）、润州（江苏镇江市）。

宋代　舒州（安徽潜山县）。

明代　安庆府潜山县（安徽潜山县）、济南府（山东济南市）。

草部

161

# 马兜铃

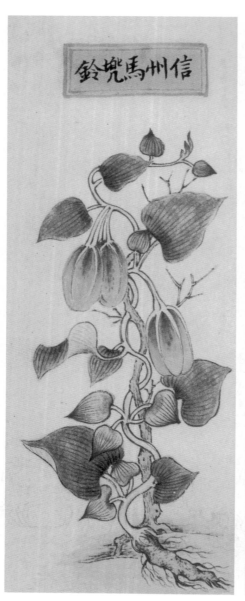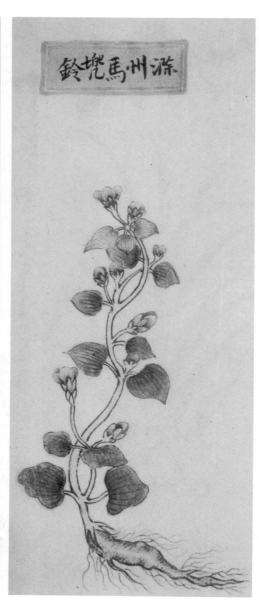

| | |
|---|---|
| 宋代 | 信州（江西上饶市）、滁州（安徽滁州市）。 |
| 明代 | 广信府（江西上饶市）、滁州（安徽滁州市）。 |
| 民国 | 亳州（安徽亳州市）。 |

# 仙 茅

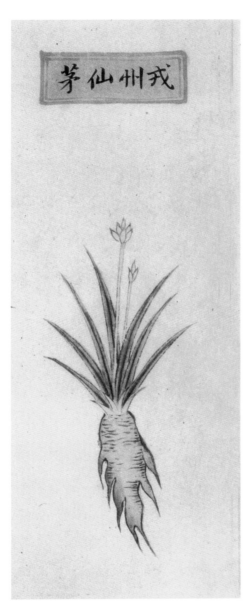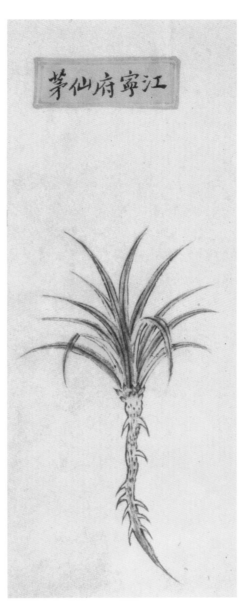

草

部

宋代　戎州（四川宜宾市）、江宁府（江苏南京市）。

明代　叙州府（四川宜宾市）、应天府（江苏南京市）、衡山（湖南衡山市）。

民国　清远（广东清远市）、北江（广东肇庆市）。

# 羊　桃

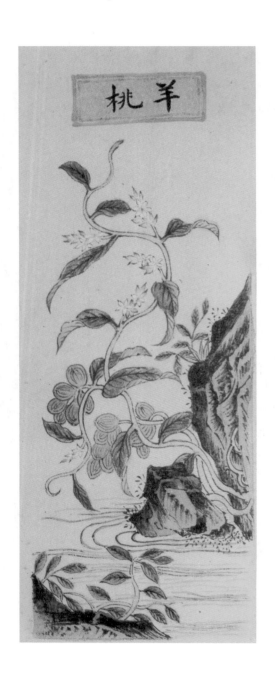

明代　　蜀川（四川）。

164

# 鼠尾草

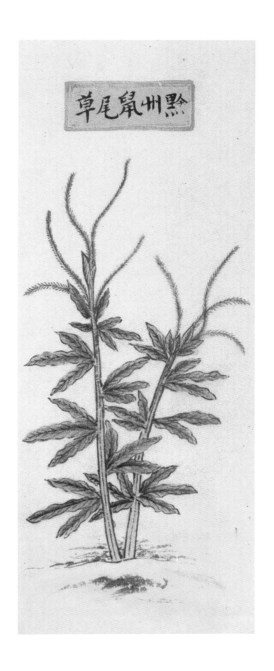

宋代　黔州（重庆彭水县）。
明代　重庆府彭水县（重庆市彭水县）。

# 刘寄奴

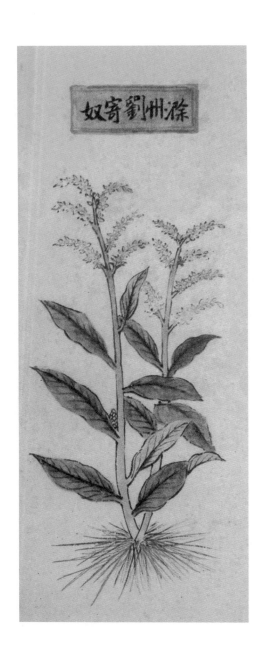

滁州刘寄奴

唐代　　越州（浙江绍兴市）。
宋代　　滁州（安徽滁州市）。
明代　　滁州（安徽滁州市）。
民国　　广东各地。

# 骨 碎 补

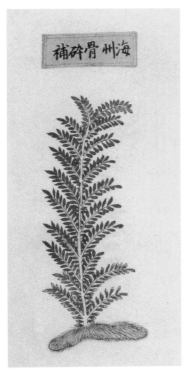

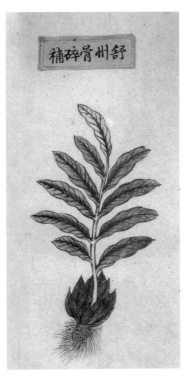

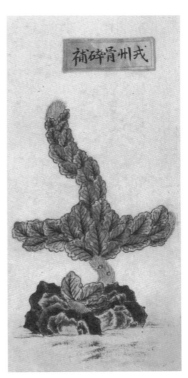

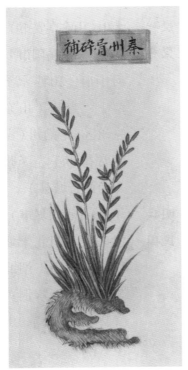

宋代　海州（江苏东海县）、舒州（安徽潜山县）、戎州（四川宜宾市）、秦州（甘肃天水市）。

明代　海州（江苏东海县）、安庆府潜山县（安徽潜山县）、叙州府（四川宜宾市）、秦州（甘肃天水市）。

民国　北江（广东肇庆市）、清远（广东清远市）、三坑（广东清远市）。

167

# 连　翘

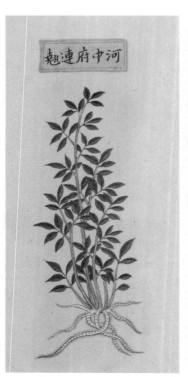

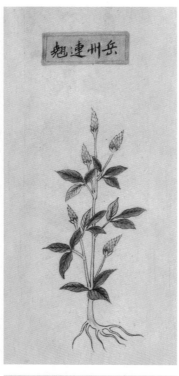

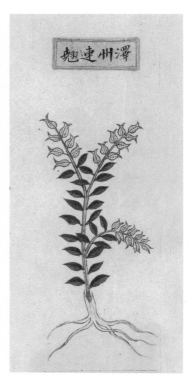

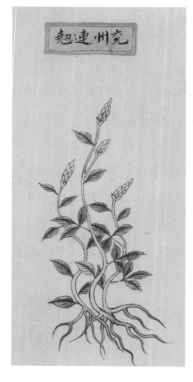

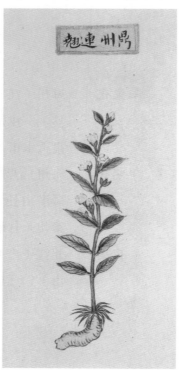

汉代　太山（山东泰安市）。

宋代　岳州（湖南岳阳市）、
　　　河中府（山西永济
　　　市）、兖州（山东
　　　兖州区）、鼎州（湖
　　　南常德市）、泽州
　　　（山西晋城县）。

明代　泽州（山西晋城市）。

民国　恒庆府（湖北十堰
　　　市）、郧阳（湖北
　　　十堰市）、紫荆关
　　　（河南淅川县）、山
　　　东、山西。

168

# 续随子

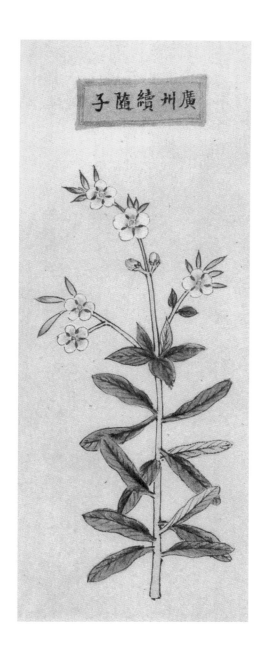

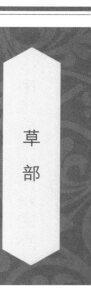

草
部

宋代　　广州（广东广州市）。
明代　　广州府（广东广州市）。

# 山豆根

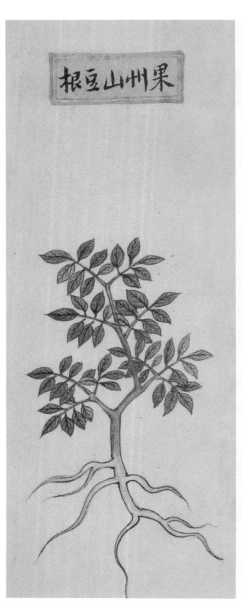
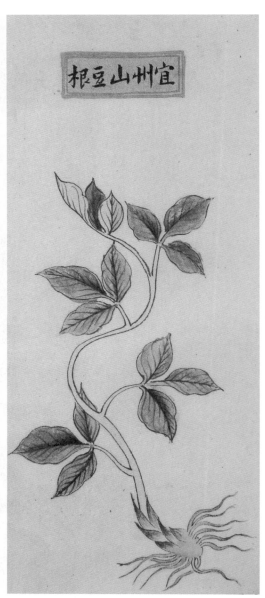

宋代　　宜州（广西宜州市）、果州（四川南充市）。
明代　　庆远府宜山县（广西宜州市）、果州（四川南充市）。
民国　　南宁（广西南宁市）、百色（广西百色市）、四川。

# 藺 茹

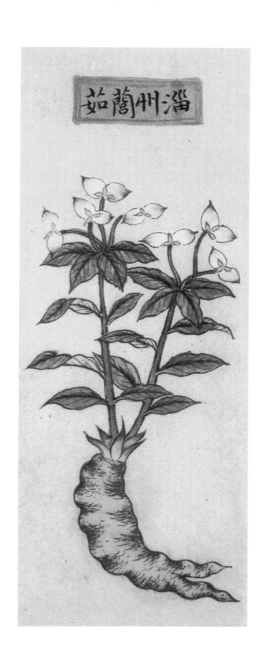

| | |
|---|---|
| 汉代 | 代郡（河北蔚县）。 |
| 唐代 | 鄜州（陕西富县）、莱州（山东莱州市）。 |
| 宋代 | 淄州（山东淄川区）。 |
| 明代 | 济南府淄川县（山东淄川区）。 |

# 金星草

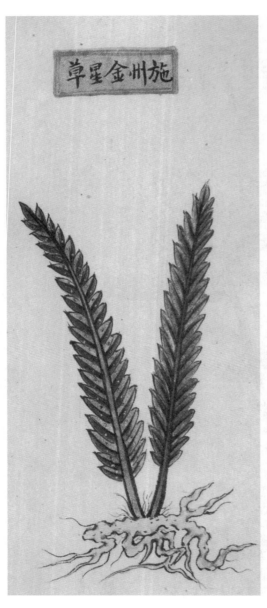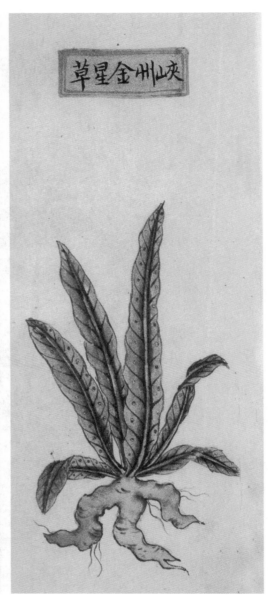

施州金星草

峡州金星草

中国传统道地药材图典

宋代　施州（湖北恩施市）、峡州（湖北宜昌市）。

明代　施州（湖北恩施市）、荆州府夷陵州（湖北宜昌市）。

# 鹤 虱

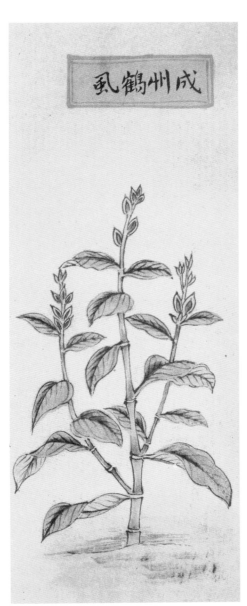 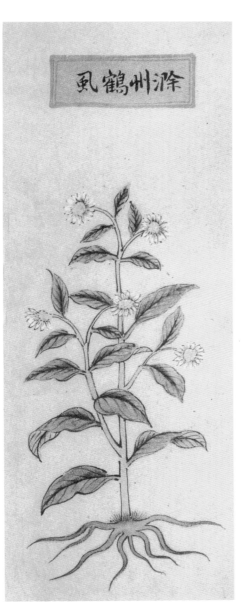

草
部

宋代　　成州（甘肃成县）、滁州（安徽滁州市）。

明代　　巩昌府成县（甘肃成县）、滁州（安徽滁州市）。

民国　　北江（广东肇庆市）、清远（广东清远市）、连州（广东连州市）、大湾（广东云浮市）。

# 赤地利

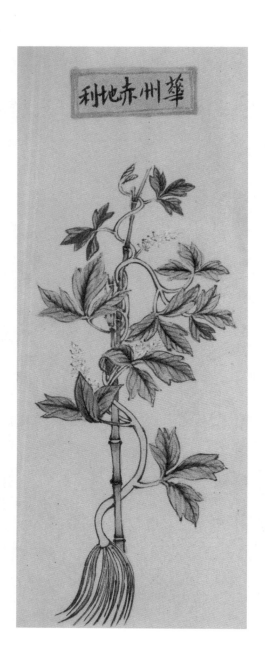

宋代　　华州（陕西华县）。

明代　　华州（陕西华县）。

# 白附子

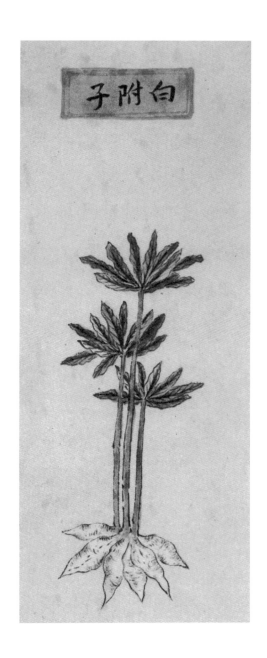

唐代　　凉州（甘肃武威市）。

明代　　东海新罗国（朝鲜）。

民国　　禹州（河南禹州市）、牛庄（山东烟台市）。

# 紫 葛

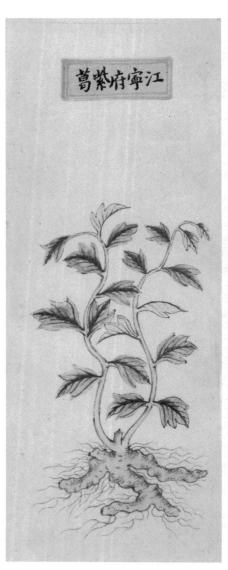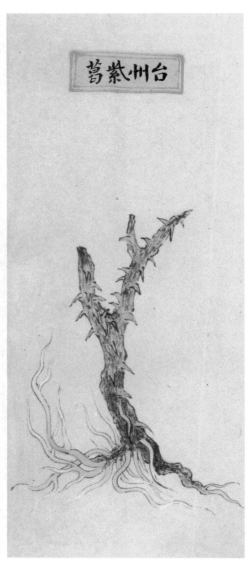

唐代　　嘉州（四川乐山市）。

宋代　　江宁府（江苏南京市）、台州（浙江临海市）。

明代　　应天府（江苏南京市）、台州府（浙江临海市）。

# 蚤 休

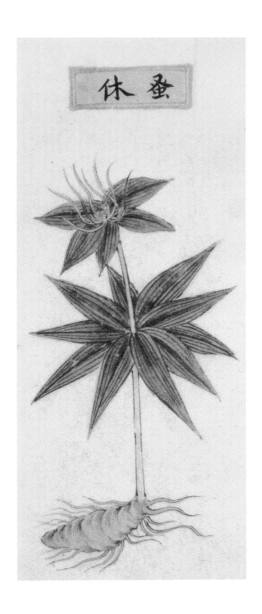

汉代　　山阳（山东巨野县）。

宋代　　滁州（安徽滁州市）。

明代　　滁州（安徽滁州市）。

# 预知子

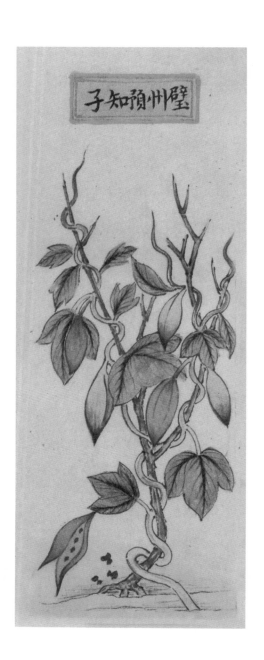

宋代　　壁州（四川通江县）。

明代　　壁州（四川通江县）。

# 木　贼

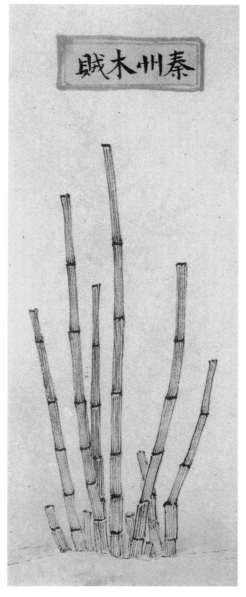

草部

宋代　　秦州（甘肃天水市）。

明代　　秦州（甘肃天水市）。

民国　　奉天（辽宁沈阳市）、吉林。

# 荩 草

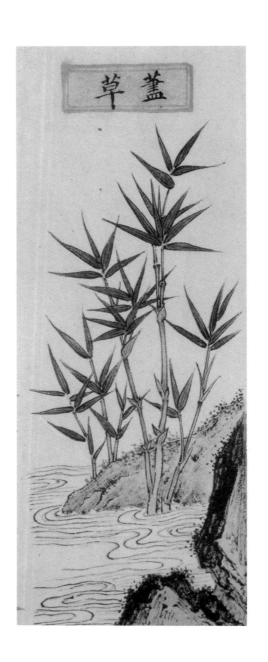

汉代　　青衣（四川青神县）。

明代　　荆襄（湖北襄樊市）。

# 谷精草

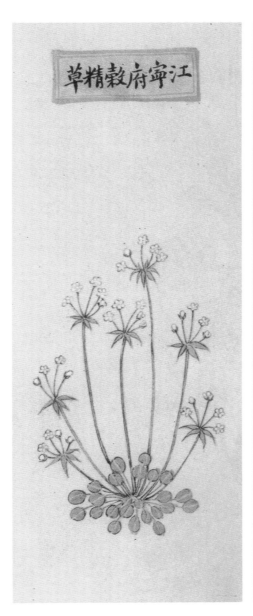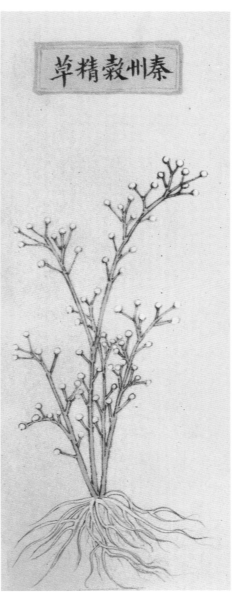

宋代　江宁府（江苏南京市）。

明代　应天府（江苏南京市）。

民国　罗定（广东罗定市）、下四府（广东高州市、广东雷州市、广西合浦县、海南）、阳江（广东阳江市）、琼州（海南）、东京（越南河内市）。

# 牛 扁

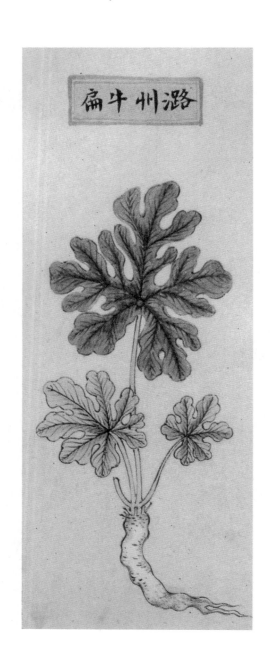

宋代　　潞州（山西长治市）。

明代　　潞州（山西长治市）。

# 蓊 头

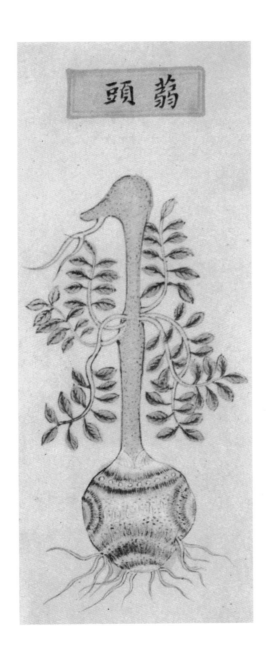

明代　扬州府（江苏扬州市）。

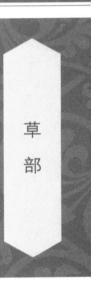

草 部

# 山慈菇

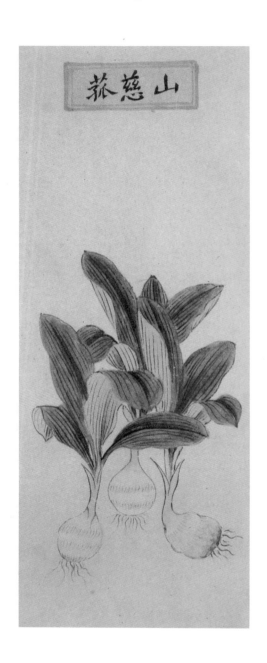

明代　吴中（江苏）。

民国　南宁（广西南宁市）。

# 地锦草

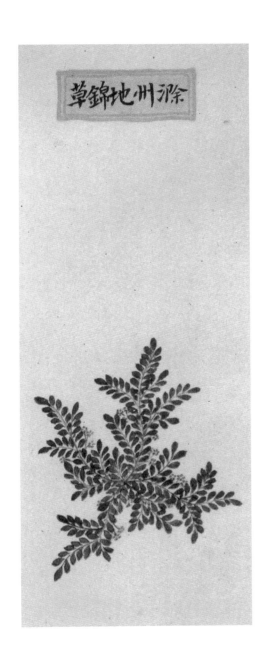

草部

宋代　　滁州（安徽滁州市）。
明代　　滁州（安徽滁州市）。

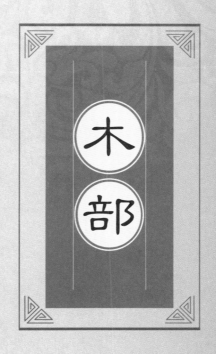

木部

# 桂

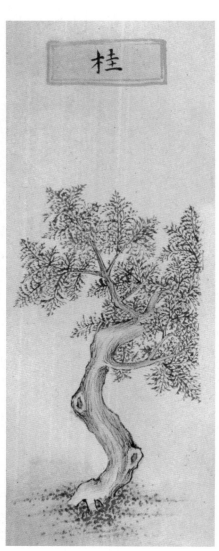

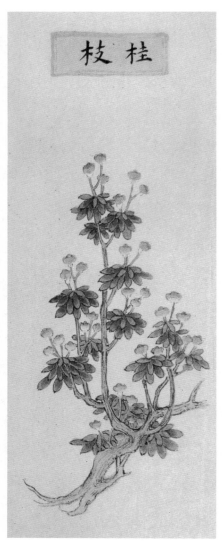

宋代　宜州（广西宜州市）、宾州（广西宾阳县）。

明代　桂阳（湖南桂阳县）、广州府（广东广州市）、河间府东光县（河北东光县）。

民国　六陈（广西平南县）、大安（广东陆丰市）、罗定（广东罗定市）、连滩（广东云浮市）、六步（广东高要县）、肇庆（广东肇庆市）、泗纶（广东罗定市）。

# 牡　桂

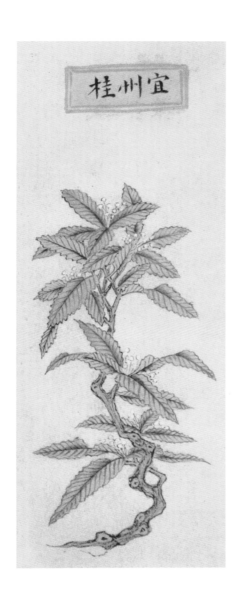

唐代　　韶州（广东韶关市）。

明代　　融州（广西融水苗族自治县）、桂林府（广西桂林市）、交州（越南）、庆
　　　　远府宜山县（广西宜州市）。

# 菌　桂

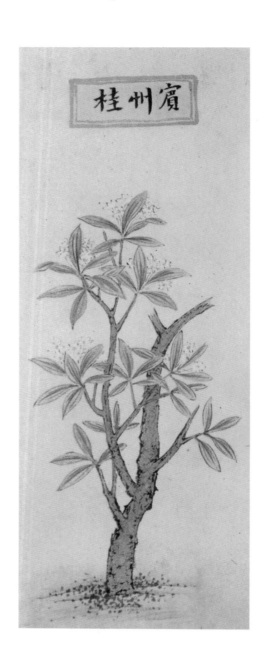

**明代**　　韶州府（广东韶关市）、宾州（广西宾阳县）。

# 槐　实

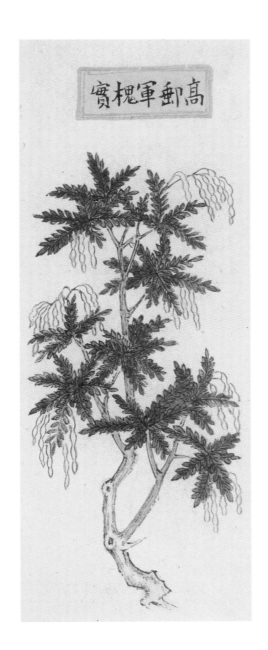

汉代　　河南（河南洛阳市）。

宋代　　高邮军（江苏高邮市）。

明代　　河南。

木
部

# 枸　杞

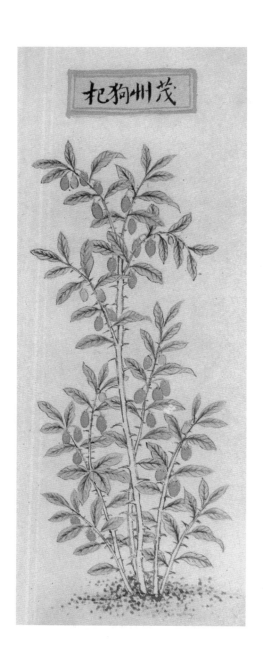

汉代　　常山（河北元氏县）。

宋代　　茂州（四川茂县）。

明代　　甘州（甘肃张掖市）、茂州（四川茂县）。

民国　　宁安（黑龙江宁安市）、甘肃、宁夏。

# 地骨皮

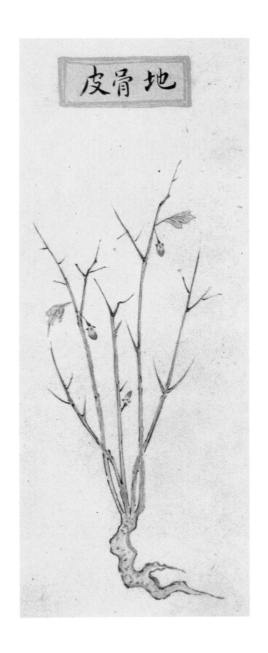

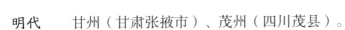

明代　甘州（甘肃张掖市）、茂州（四川茂县）。

民国　襄阳（湖北襄樊市）、郧阳（湖北十堰市）、安陆（湖北安陆市）、兴安（湖北来凤县）、江苏、浙江、安徽、河南、陕西、甘肃。

# 柏　实

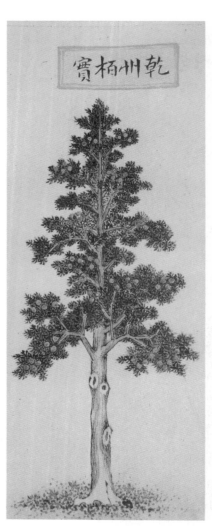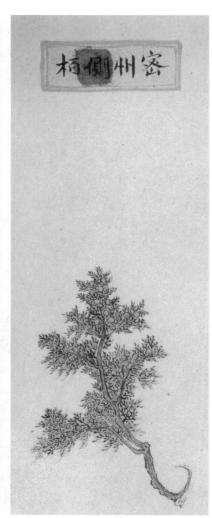

汉代　　太山（山东泰安市）。

唐代　　雍州（陕西凤翔县）、陕州（河南陕县）、并州（山西太原市）、代州（山
　　　　西代县）。

宋代　　乾州（陕西乾县）、密州（山东诸城市）。

明代　　乾州（陕西乾县）、密州（山东诸城市）。

# 茯苓

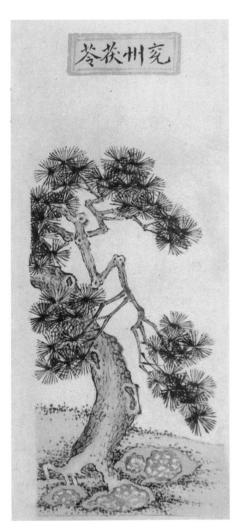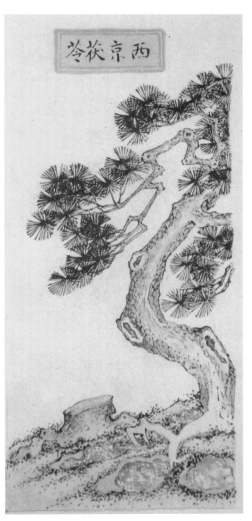

汉代　　太山（山东泰安市）。

唐代　　雍州（陕西凤翔县）、华州（陕西汉中市）、虢州（河南灵宝市）。

宋代　　西京（河南洛阳市）、兖州（山东兖州区）。

明代　　严州（浙江建德市）。

民国　　东江（广东惠州）、西江（广东清远市）、北江（广东肇庆市）、清远（广
　　　　东清远市）、下四府（广东高州市、广东雷州市、广西合浦县、海南）、
　　　　广西。

195

# 黄　檗

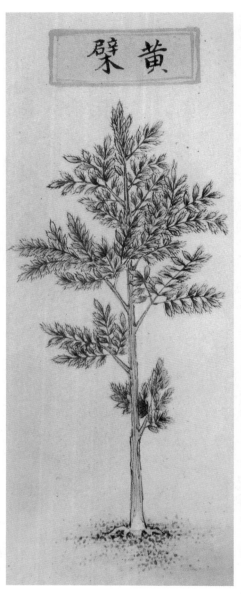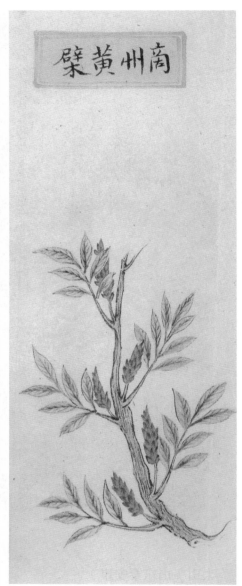

汉代　　汉中（陕西汉中市）、永昌（云南保山市）。

宋代　　商州（陕西商州区）。

明代　　成都府崇庆州（四川崇州市）。

# 楮　实

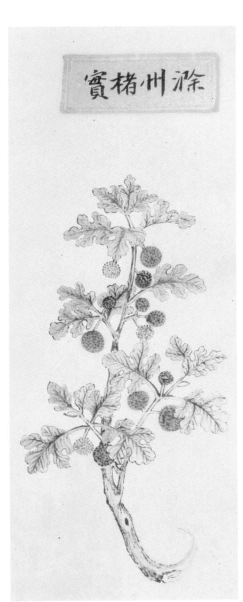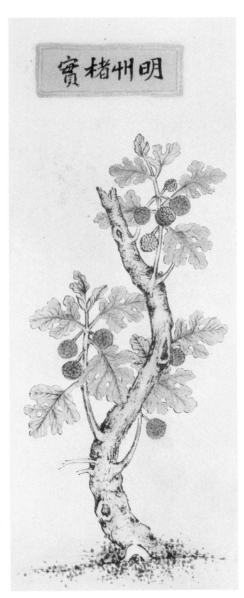

宋代　　滁州（安徽滁州市）、明州（浙江宁波市）。
明代　　滁州（安徽滁州市）、宁波府（浙江宁波市）。

# 干 漆

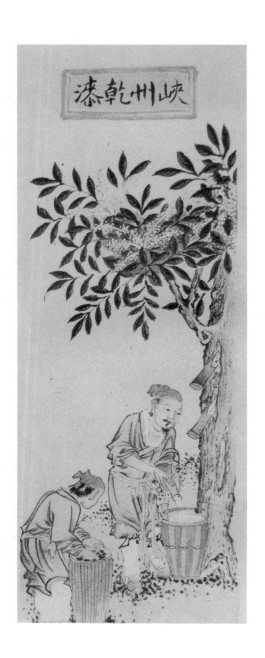

汉代　汉中（陕西汉中市）。
宋代　峡州（湖北宜昌市）。
明代　荆州府夷陵州（湖北宜昌市）、严州（浙江建德市）。
民国　云南。

# 五加皮

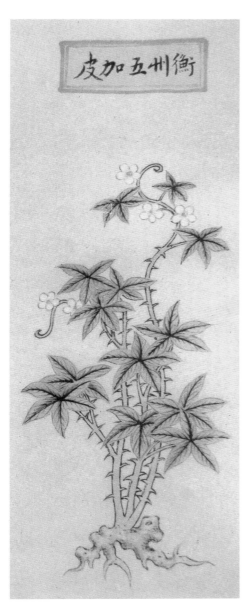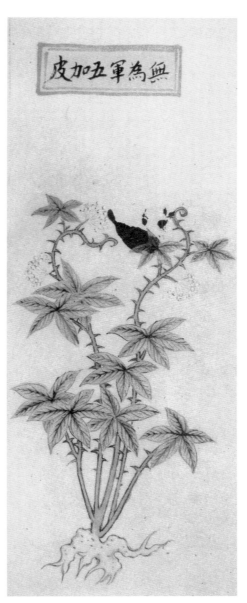

木
部

汉代　　冤句（山东菏泽市）、汉中（陕西汉中市）。

宋代　　无为军（安徽无为县）、衡州（湖南衡阳市）。

明代　　江淮（江苏镇江市）、吴中（江苏）。

民国　　连州（广东连州市）、获鹿（河北鹿泉市）、河南、四川、山西。

# 蔓荆实

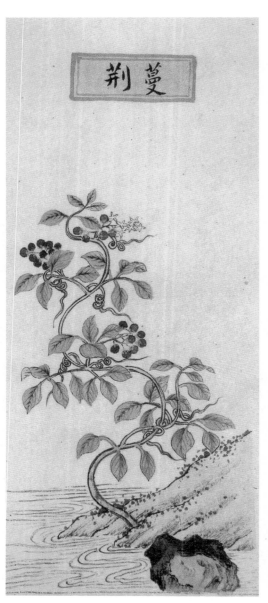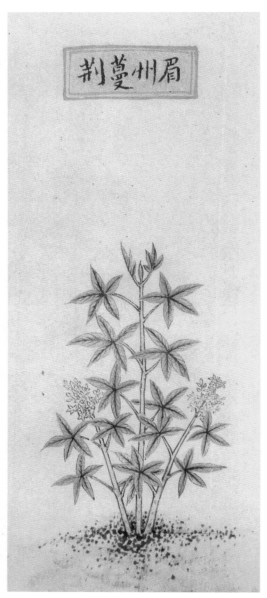

宋代　　眉州（四川眉山市）。
明代　　眉州（四川眉山市）。

200

# 桑上寄生

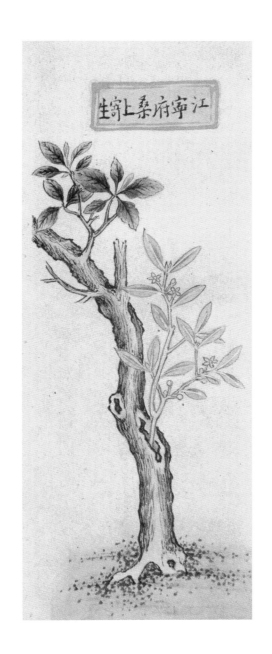

| | |
|---|---|
| 汉代 | 弘农（河南灵宝市）。 |
| 唐代 | 虢州（河南灵宝市）、徐州（江苏徐州市）。 |
| 宋代 | 江宁府（江苏南京市）。 |
| 明代 | 应天府（江苏南京市）。 |

木 部

201

# 杜 仲

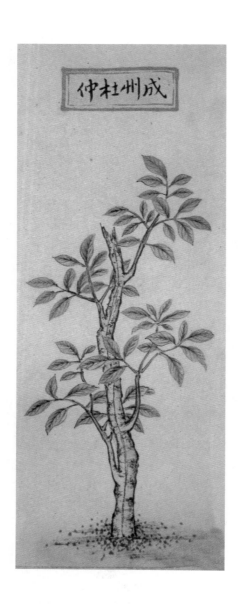

| | |
|---|---|
| 汉代 | 上虞（河南虞城县）、汉中（陕西汉中市）、上党（山西长治市）。 |
| 唐代 | 商州（陕西商州区）、硖州（湖北宜昌市）。 |
| 宋代 | 成州（甘肃成县）。 |
| 明代 | 建平（福建建阳市）、宜都（湖北宜都市）。 |
| 民国 | 宜昌（湖北宜昌市）、兴安（陕西安康市）、汉中（陕西汉中市）、贵州、四川、广西。 |

# 木 兰

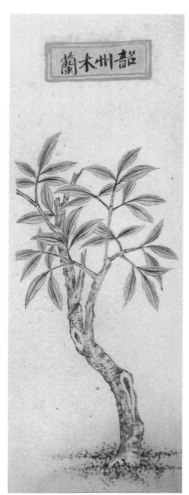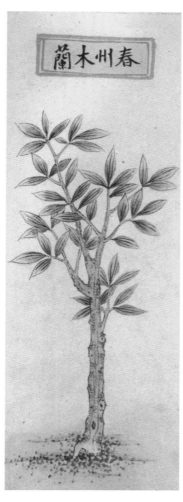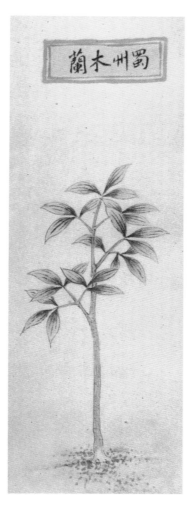

汉代　　太山（山东泰安市）、零陵（广西全州县）。

唐代　　益州（四川成都市）。

宋代　　春州（广东阳春市）、蜀州（四川崇州市）、韶州（广东韶关市）。

明代　　成都府（四川成都市）。

# 蕤核

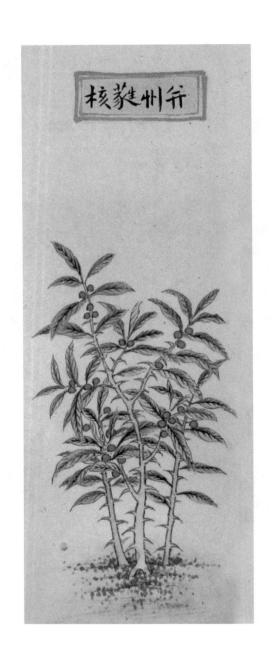

汉代　　巴西（四川阆中市）、函谷（河南灵宝市）。

宋代　　并州（山西太原市）。

明代　　太原府（山西太原市）。

民国　　禹州（河南禹州市）。

# 沉 香

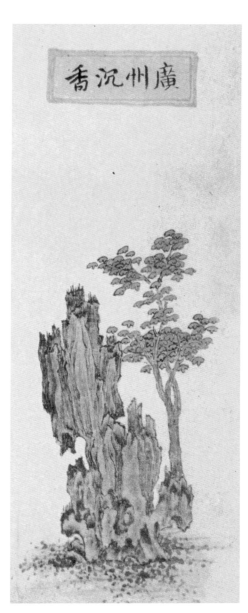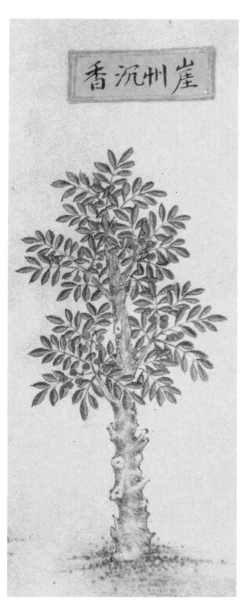

宋代 广州（广东广州市）、崖州（海南三亚市）。

明代 琼州（海南海口市）、崖州（海南三亚市）。

民国 琼州（海南海口市）、新加坡、印度、波斯、会安（越南）。

木
部

# 薫陆香

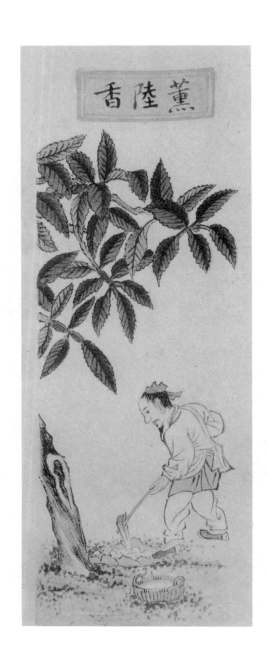

香陸薫

明代　　南蕃（越南）。

# 金樱子

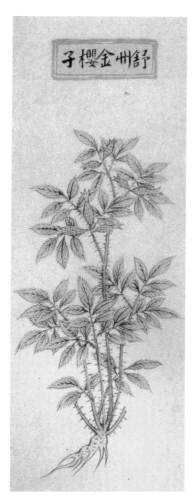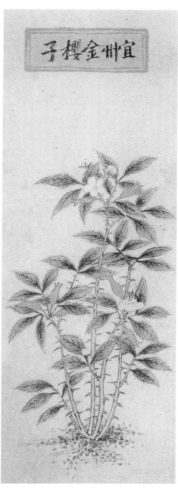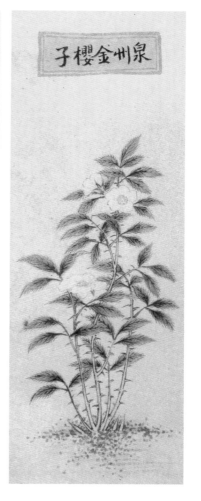

宋代　　舒州（安徽潜山县）、泉州（福建泉州市）、宜州（广西宜州市）。

明代　　安庆府潜山县（安徽潜山县）、泉州府（福建泉州市）、庆远府宜山县（广
　　　　西宜州市）。

民国　　北江（广东肇庆市）、清远（广东清远市）。

# 吴茱萸

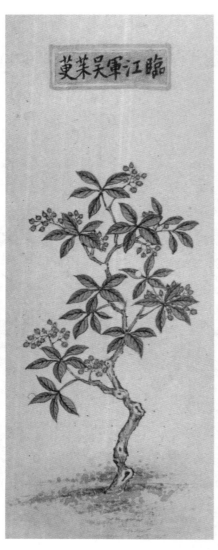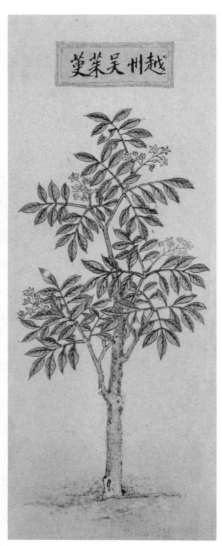

汉代　　上谷（河北怀来县）、冤句（山东菏泽市）。

唐代　　豫州（河南洛阳市）。

宋代　　临江军（江西樟树市）、越州（浙江绍兴市）。

明代　　临江府（江西樟树市）、绍兴府（浙江绍兴市）、吴地（江苏、浙江）。

民国　　常德（湖南常德市）、左江、右江（广西）、日本、东京（越南河内市）。

# 槟 榔

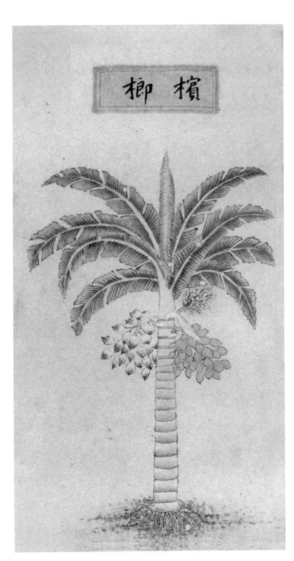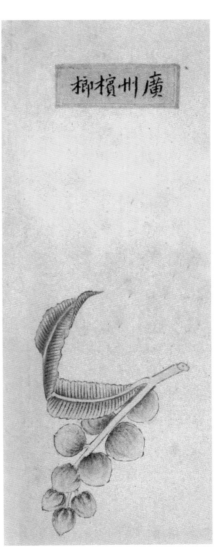

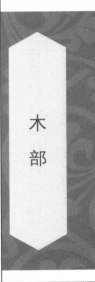

唐代　　交州（越南）。

宋代　　广州（广东广州市）。

明代　　广州府（广东广州市）。

# 栀 子

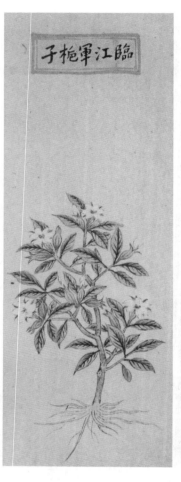
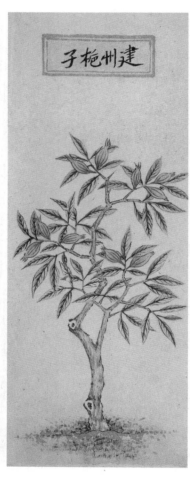
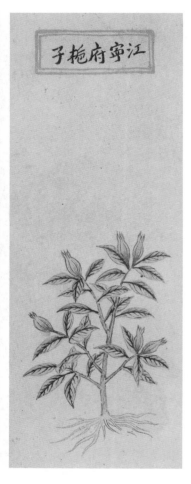

汉代　南阳（河南南阳市）。

宋代　临江军（江西樟树市）、江陵府（湖北江陵县）、建州（福建建瓯市）。

明代　临江府（江西樟树市）、荆州府（湖北江陵县）、建州（福建建瓯市）。

民国　北江（广东肇庆市）、星子（广东连州市）、连州（广东清远市）、乐昌（广东乐昌市）、英德（广东英德市）、清远（广东清远市）、翁源（广东翁源县）、广西。

# 紫铆

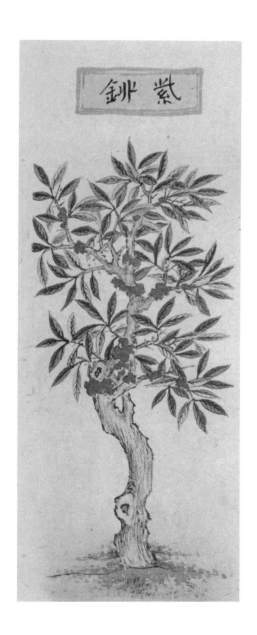

**明代**　　昆仑（新疆、西藏之间）。

# 食茱萸

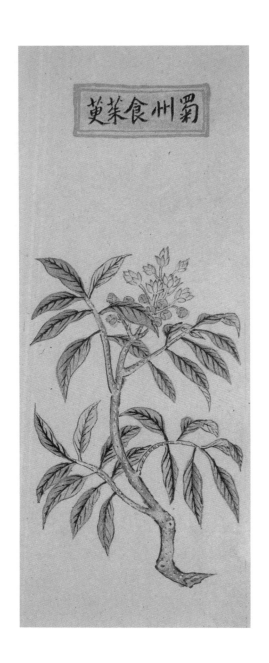

蜀州食茱萸

宋代　　蜀州（四川崇州市）。

明代　　成都府崇庆州（四川崇州市）、吴地（江苏、浙江）。

# 芜荑

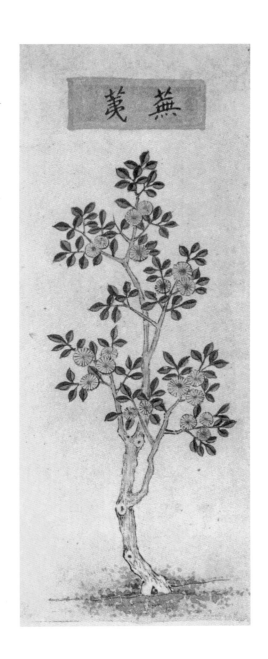

汉代　　晋山（山西）。

唐代　　同州（陕西大荔县）、延州（陕西延安市）。

明代　　延安府（陕西延安市）、同州（陕西大荔县）。

民国　　西陵（河北易县）。

木部

# 枳　实

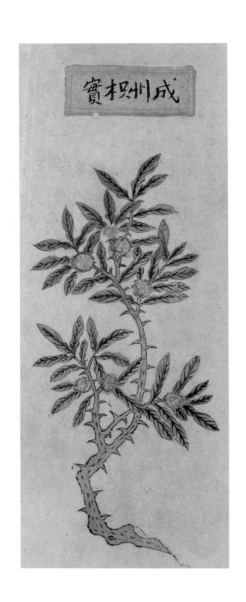

汉代　　河内（河南武陟县）。

唐代　　商州（陕西商州区）、金州（陕西安康市）。

宋代　　汝州（河南汝州市）、成州（甘肃成县）。

明代　　巩昌府成县（甘肃成县）、商州（陕西商州区）。

# 厚　朴

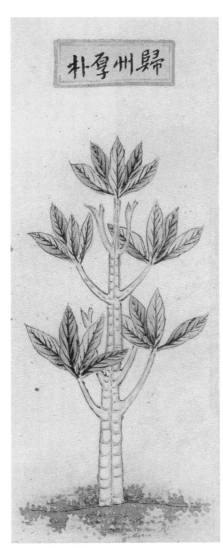 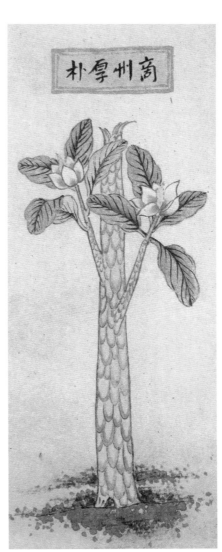

汉代　　冤句（山东菏泽市）、交阯（越南）。

唐代　　商州（陕西商州区）。

宋代　　商州（陕西商州区）、归州（湖北秭归县）。

明代　　蜀川（四川）、商州（陕西商州区）、归州（湖北秭归县）、直隶潼川州（四川三台县）、龙州（四川江油市）。

民国　　福州（福建福州市）、施南（湖北恩施市）、四川、云南、湖南。

215

# 茗苦梌

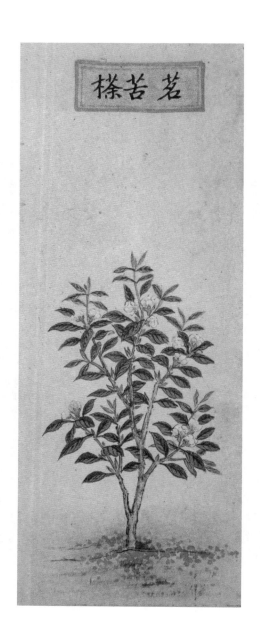

明代　　雅州（四川雅安市）、蒙山（山东蒙阴县）、建州（福建建瓯市）。

# 秦 皮

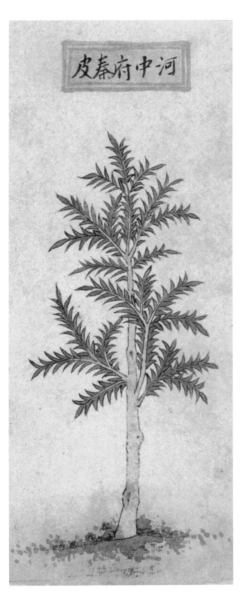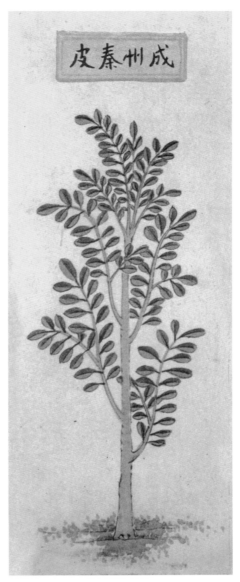

汉代　　冤句（山东菏泽市）、庐江（安徽庐江县）。

宋代　　成州（甘肃成县）、河中府（山西永济市）。

明代　　河中府（山西永济市）。

木
部

# 秦　椒

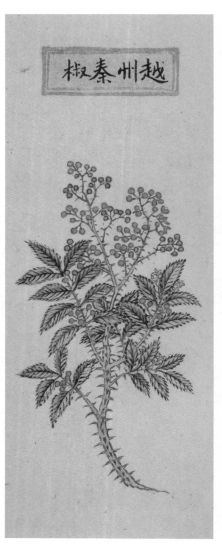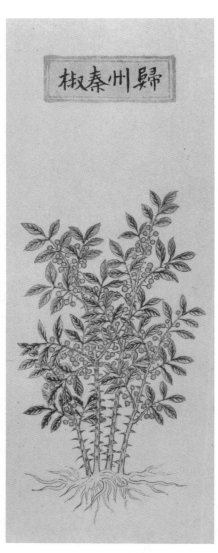

汉代　　太山（山东泰安市）、琅邪（山东诸城市）、秦岭（陕西商洛市）。
唐代　　洛州（河南洛阳市）、郑州（河南郑州市）、商州（陕西商州区）。
宋代　　越州（浙江绍兴市）、归州（湖北秭归县）。
明代　　巩昌府成县（甘肃成县）、秦岭（甘肃天水市）。

# 山茱萸

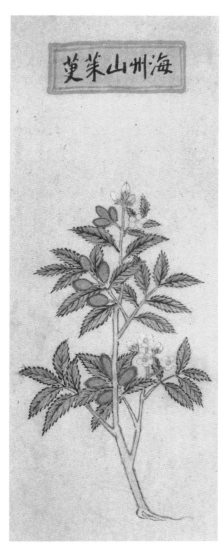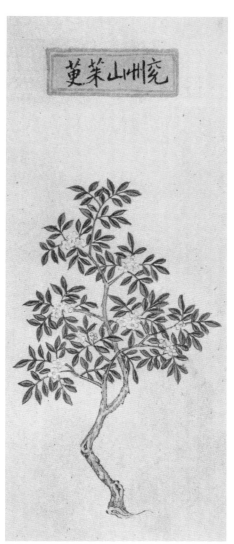

木
部

汉代　琅邪（山东诸城市）、东海（山东郯城县）、汉中（陕西汉中市）、冤句（山东菏泽市）、承县（山东枣庄市）。

唐代　华州（陕西汉中市）。

宋代　兖州（山东兖州区）、海州（江苏东海县）。

明代　兖州府（山东兖州市）、海州（江苏东海县）、归州（湖北秭归县）。

民国　宁波（浙江宁波市）。

# 猪 苓

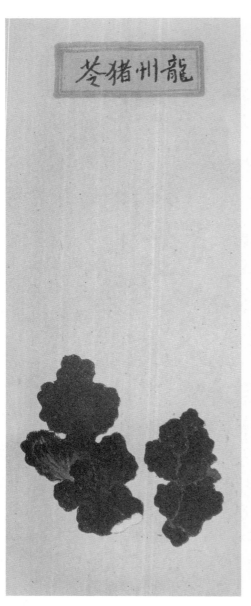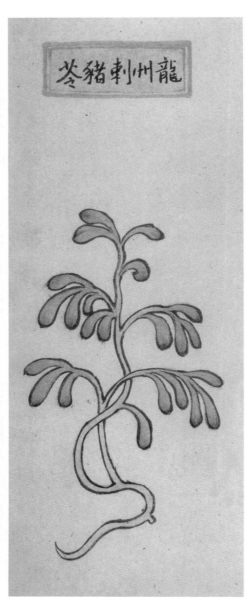

| | |
|---|---|
| 汉代 | 冤句（山东菏泽市）、衡山（湖南衡山县）、济阴（山东定陶县）。 |
| 宋代 | 龙州（四川江油市）。 |
| 明代 | 龙州（四川江油市）。 |
| 民国 | 兴安（陕西安康市）、汉中（陕西汉中市）、四川、云南。 |

220

# 乌 药

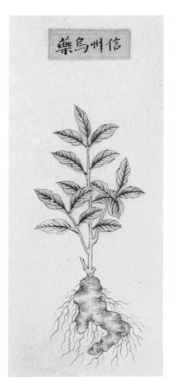
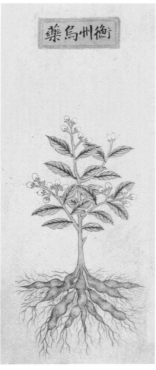
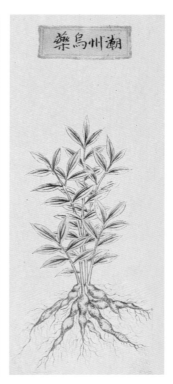

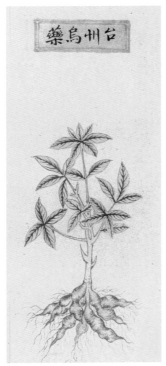

木部

宋代　台州（浙江临海市）、潮州（广东潮州市）、衡州（湖南衡阳市）、信州（江西上饶市）。

明代　天台（浙江天台县）。

# 菴摩勒

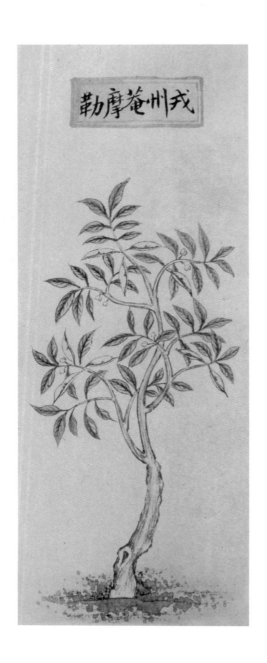

宋代　　戎州（四川宜宾市）。

明代　　叙州府（四川宜宾市）。

# 卫 矛

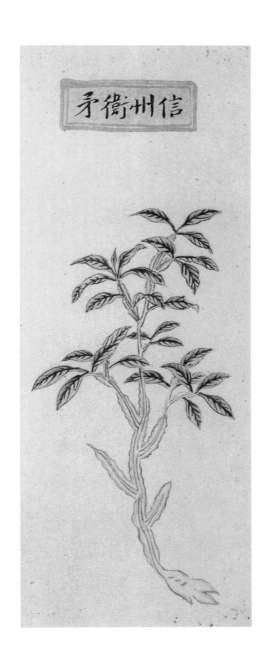

汉代　　霍山（安徽霍山县）。
宋代　　信州（江西上饶市）。
明代　　广信府（江西上饶市）。

木
部

# 海桐皮

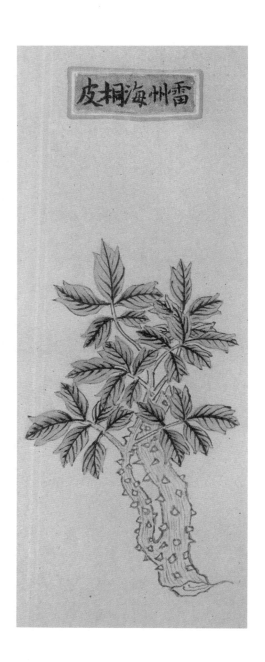

宋代　雷州（广东雷州市）。

明代　雷州府（广东雷州市）。

民国　博罗（广东博罗县）。

# 虎杖根

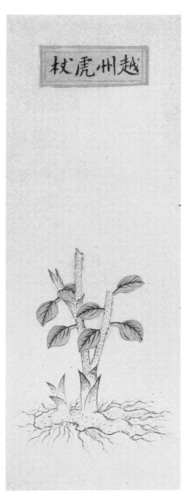
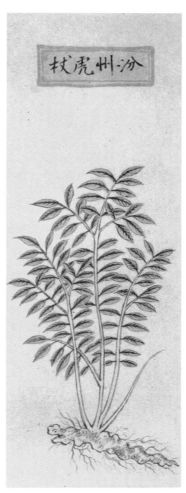
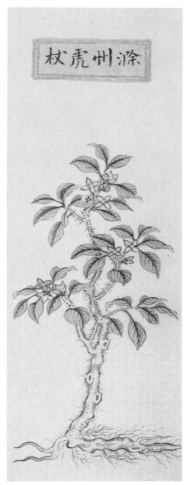

明代　　绍兴府（浙江绍兴市）、汾州（山西汾阳县）、滁州（安徽滁州市）。

# 五倍子

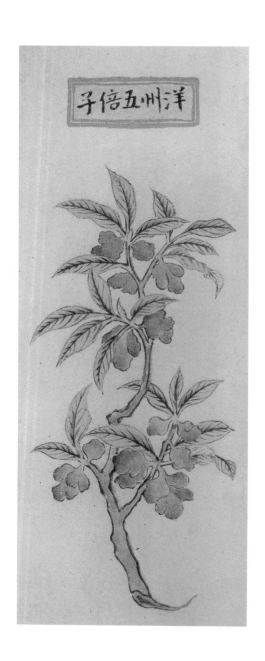

洋州五倍子

宋代　　洋州（陕西洋县）。

明代　　蜀中（四川）。

民国　　桂州（广西桂林市）、柳州（广西柳州市）、乐昌（广东乐昌市）、连州（广东清远市）、怀集（广东怀集县）。

226

# 天竺黄

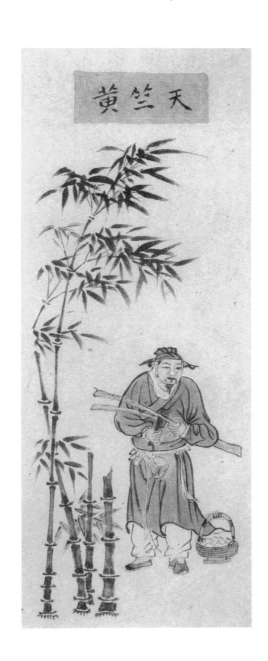

明代　　闽中（福建）。

# 密蒙花

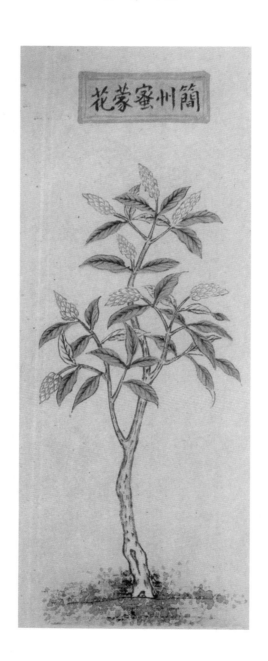

宋代　　简州（四川简阳市）。

明代　　成都府简县（四川简阳市）。

民国　　汉中府（陕西汉中市）、兴安（陕西安康市）、宜昌（河北宜昌市）。

# 阿　魏

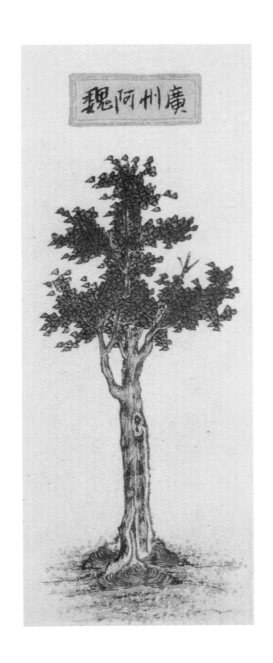

宋代　　广州（广东广州市）。

明代　　波斯国（伊朗）、广州府（广东广州市）。

民国　　印度。

木
部

# 牡 丹

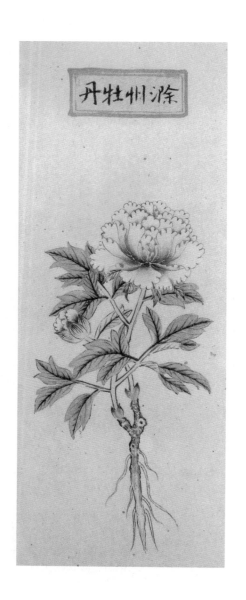

汉代　汉中（陕西汉中市）、巴郡（重庆巴南区）。

宋代　滁州（安徽滁州市）。

明代　巴蜀（四川）、剑南（四川成都市）、合州（重庆合川区）、和州（安徽和县）、宁国府（安徽宣城市）。

# 巴　豆

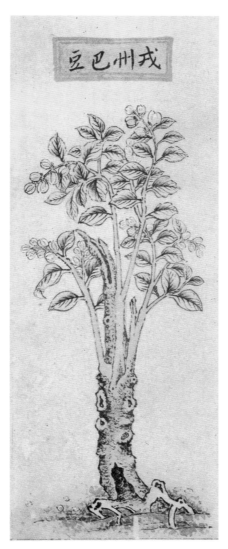

| | |
|---|---|
| 汉代 | 六安（安徽六安县）、巴郡（重庆巴南区）。 |
| 唐代 | 眉州（四川眉山市）、嘉州（四川乐山市）。 |
| 宋代 | 戎州（四川宜宾市）。 |
| 明代 | 叙州府（四川宜宾市）、眉州（四川眉山市）、嘉定州（四川乐山市）。 |
| 民国 | 龙门（广东惠州市）、从化（广东从化市）、印度。 |

# 蜀　椒

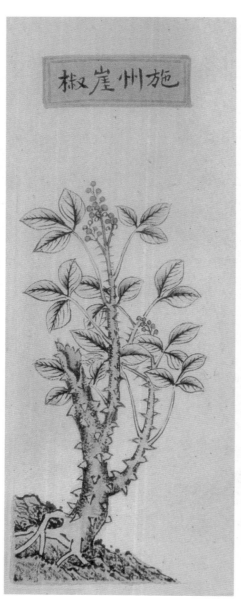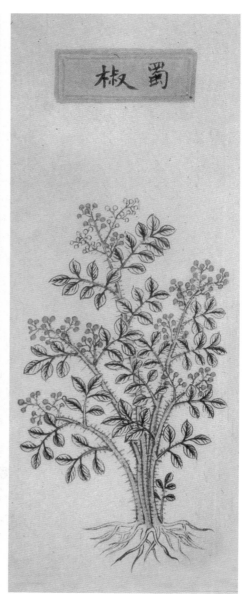

汉代　　六安（安徽六安县）、巴郡（重庆巴南区）、武都（甘肃成县）。
宋代　　施州（湖北恩施市）。
明代　　蜀川（四川）、金州（陕西安康市）、西城（陕西安康市）、施州（湖北恩施市）。

232

# 皂荚

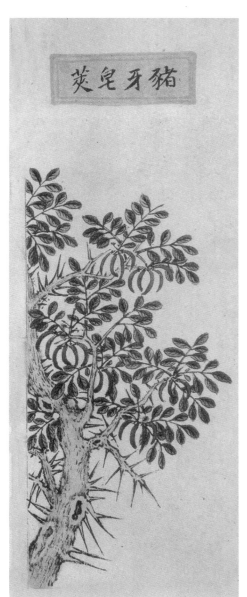

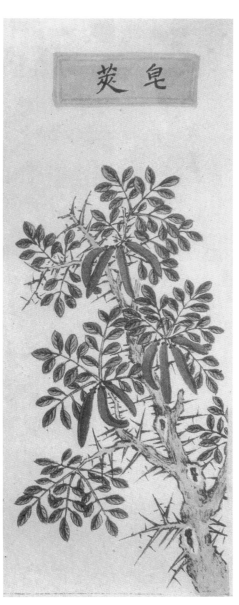

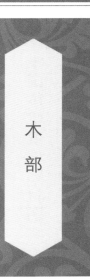

明代　　怀庆府（河南沁阳市）、怀庆府孟县（河南孟州市）。

# 诃梨勒

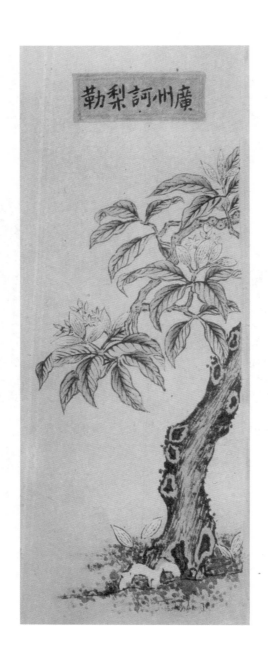

宋代　　广州（广东广州市）。
明代　　广州府（广东广州市）、波斯（伊朗）。

# 楝　实

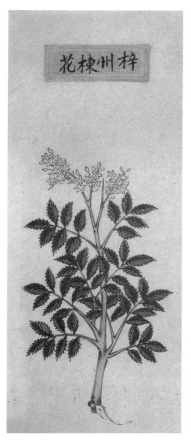 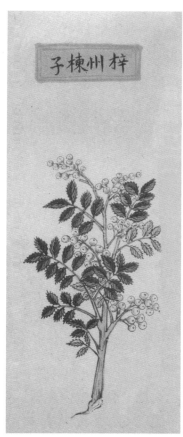 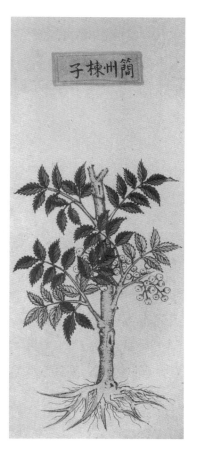

汉代　　荆山（湖北南漳县）。

宋代　　梓州（四川三台县）。

明代　　蜀川（四川）、成都府简县（四川简阳市）、直隶潼川州（四川三台县）。

# 郁李仁

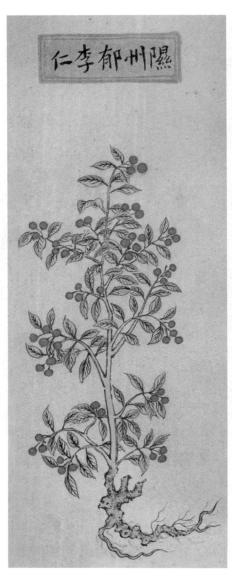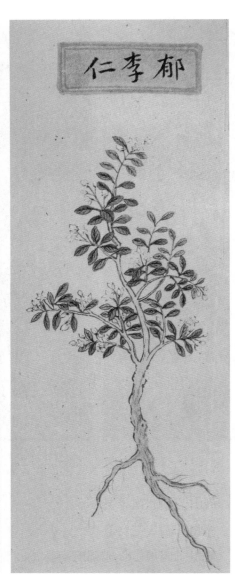

汉代　　高山（安徽来安县）。

宋代　　隰州（山西隰县）。

明代　　隰州（山西隰县）。

民国　　烟台（山东烟台市）、黄县（山东龙口市）、青岛（山东青岛市）、锦州（辽
　　　　宁锦州市）、天津、上海。

# 莽 草

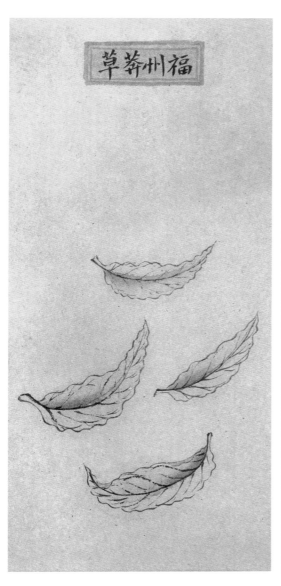

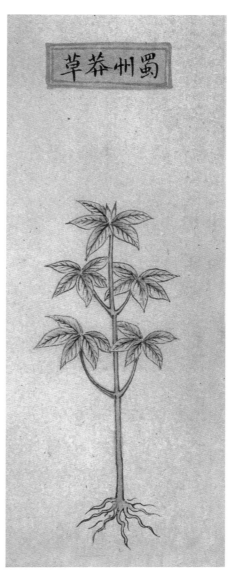

木 部

汉代　　上谷（河北怀来县）、冤句（山东菏泽市）。

唐代　　商州（陕西商州区）、金州（陕西安康市）。

宋代　　蜀州（四川崇州市）、福州（福建福州市）。

明代　　成都府崇庆州（四川崇州市）、福州府（福建福州市）。

# 黄药根

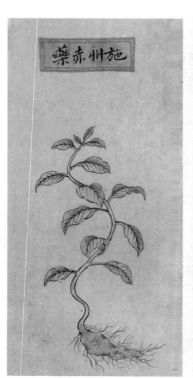

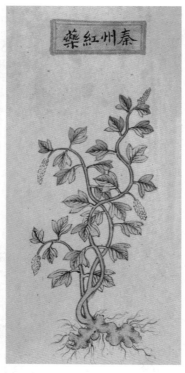

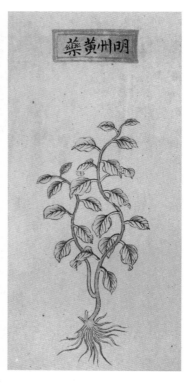

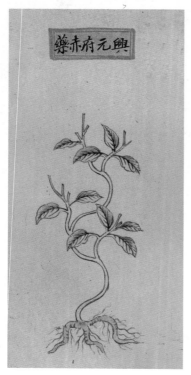

宋代　明州（浙江宁波市）、兴元府（陕西汉中市）。

明代　宁波府（浙江宁波市）、秦州（甘肃天水市）、施州（湖北恩施市）、汉中府（陕西汉中市）。

# 南烛枝叶

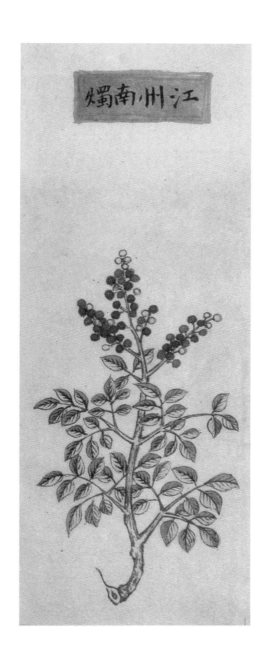

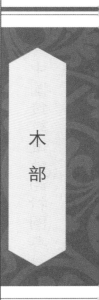

木
部

明代　　直隶安庆府又广西江州又江西九江府（安徽安庆市、广西崇左市、江西九江市）。

239

# 石 楠

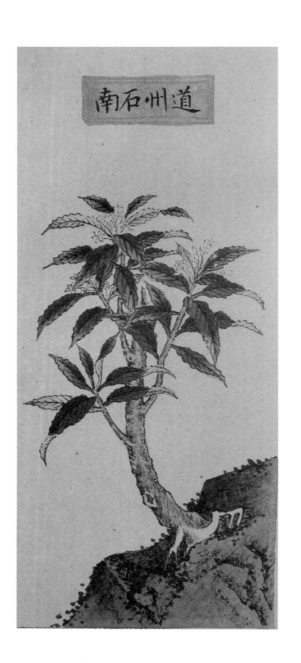

汉代　华阴（陕西华阴市）。

明代　关中（陕西）。

# 木天蓼

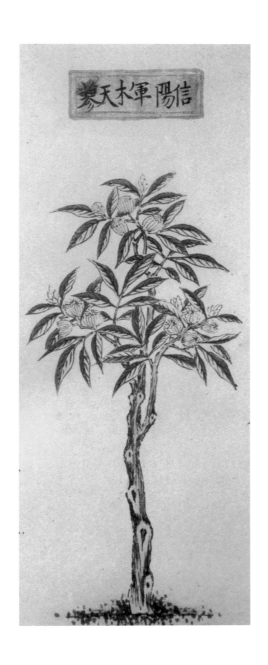

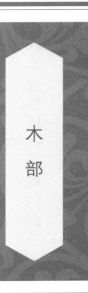

木
部

宋代　　信阳军（河南信阳市）。

明代　　信阳州（河南信阳市）。

# 鼠李

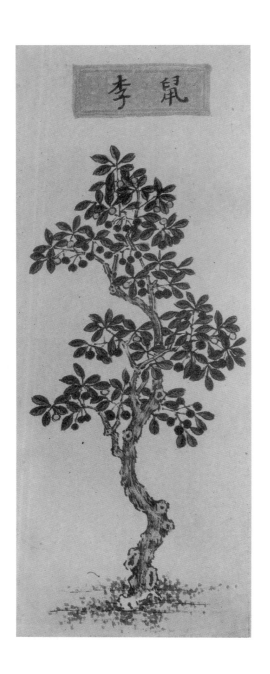

宋代　　蜀州（四川崇州市）。

明代　　成都府崇庆州（四川崇州市）。

# 小檗

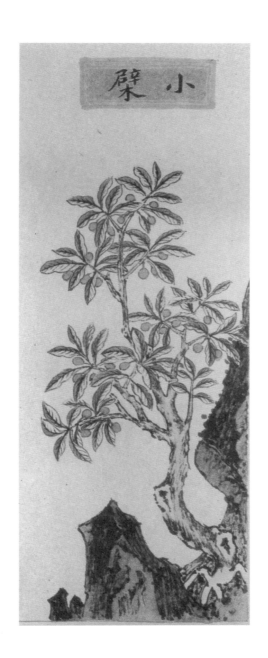

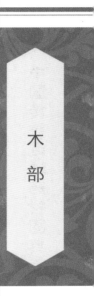

木 部

明代　　襄阳岘山（湖北襄樊市）。

# 南 藤

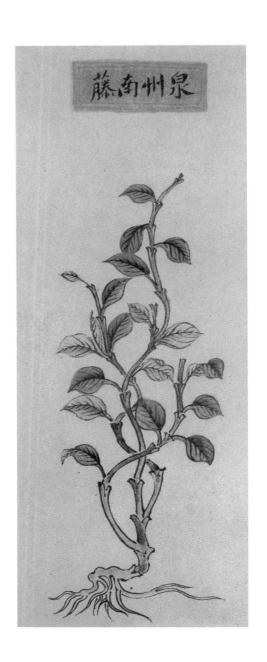

明代　　泉州府（福建泉州市）。

# 栾 荆

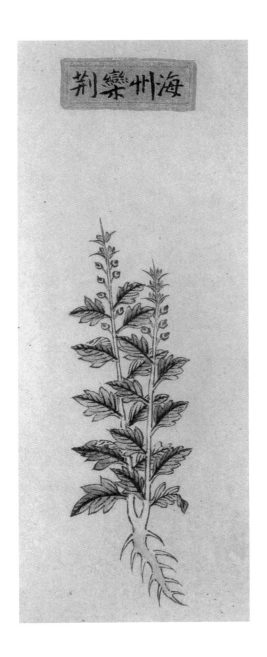

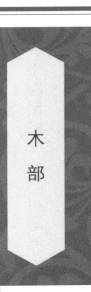

木 部

宋代　海州（江苏东海县）。

明代　海州（江苏东海县）。

# 桦木皮

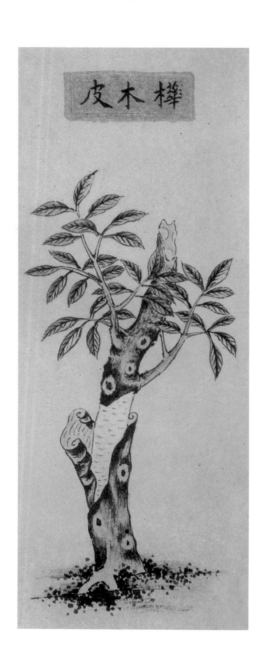

明代　北土（黄河以北）。

246

# 木鳖子

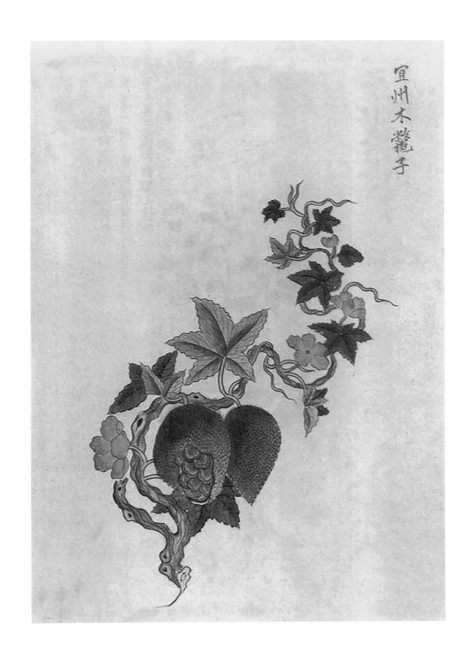

宋代　宜州（广西宜州市）。

明代　庆远府宜山县（广西宜州市）、蜀郡（四川）。

民国　东京（越南河内市）、新洲（广东新兴县）、会安（越南会安）。

# 钩 藤

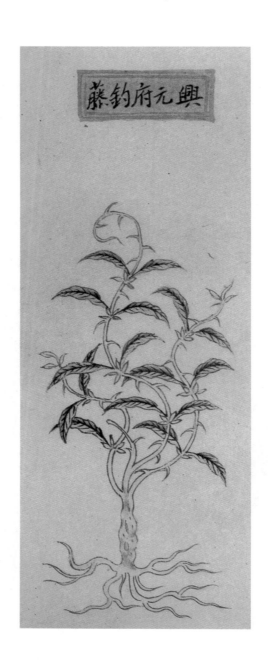

明代 汉中府（陕西汉中市）。

# 卖子木

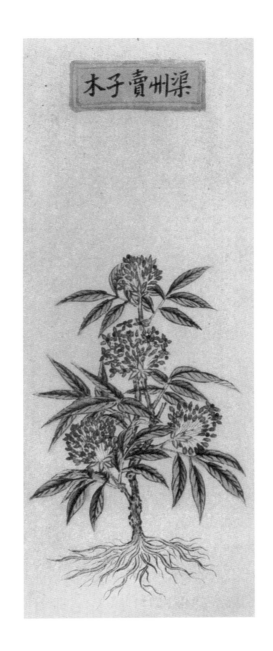

唐代 渠州（四川渠县）、邛州（四川邛崃市）。

宋代 渠州（四川渠县）。

明代 顺庆府渠县（四川渠县）。

# 芫　花

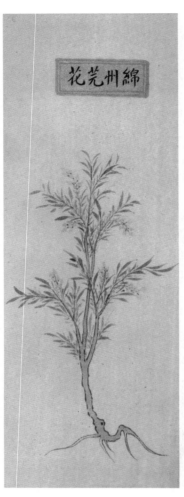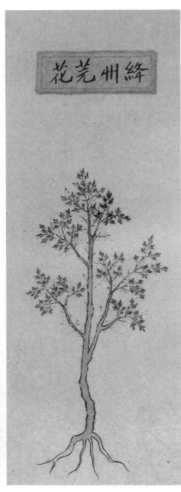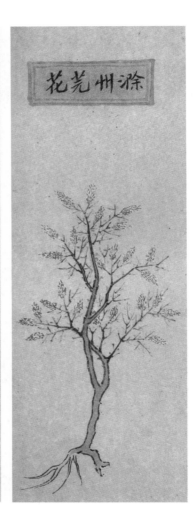

汉代　　淮源（河南平桥区）。

明代　　绛州（山西新绛县）、绵州（四川绵阳市）、滁州（安徽滁州市）、邯州（河
　　　　北邯郸市）。

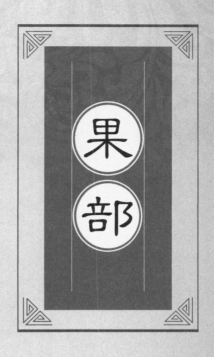

果部

# 橘

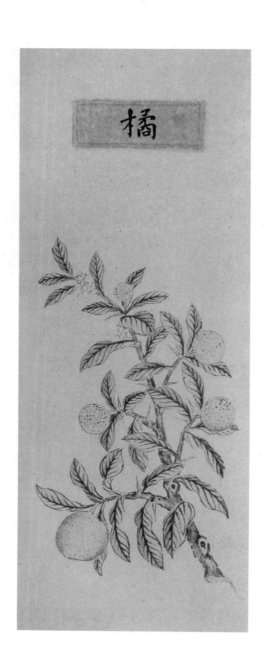

唐代　荆州（湖北江陵县）、夔州（四川奉节县）。

明代　广东（广东）。

民国　赖家园、李家园（广东茂名市）。

# 青　皮

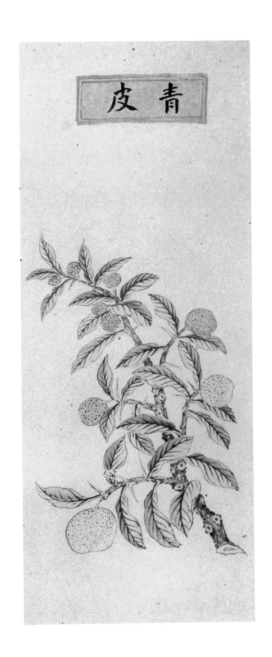

明代　广东。

民国　新会（广东新会区）。

果
部

253

# 大　枣

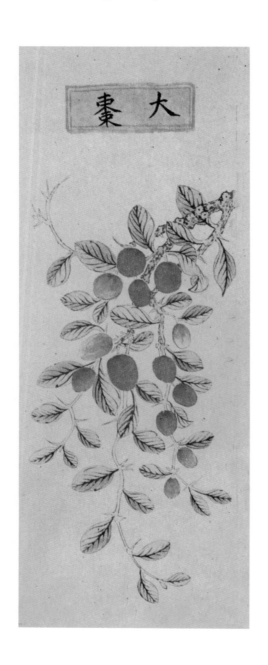

汉代　　河东（山西夏县）。

明代　　青州（山东临淄区）、平阳府（山西临汾市）、绛州（山西新绛县）。

民国　　顺德府（河北邢台市）、济宁（山东济宁市）。

中国传统道地药材图典

# 栗 子

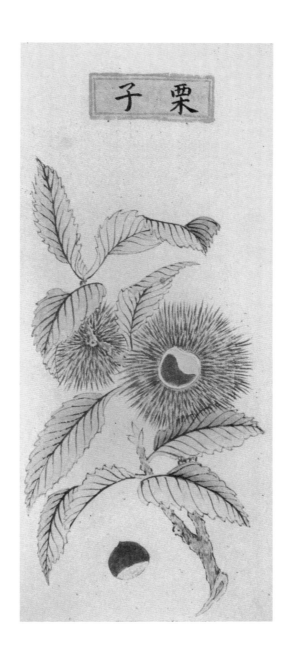

明代　　兖州府（山东兖州区）、宁国府（安徽宣城市）。

# 蓬蘽

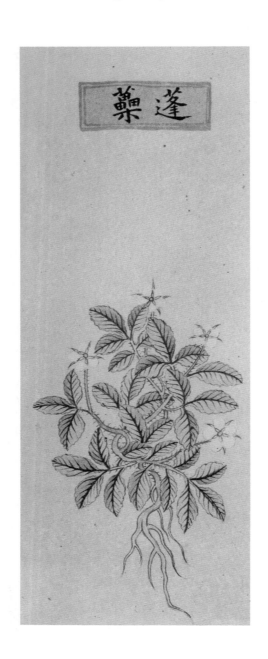

汉代　　冤句（山东菏泽市）。

宋代　　成州（甘肃成县）。

明代　　巩昌府成县（甘肃成县）。

民国　　各省均有。

# 梅 实

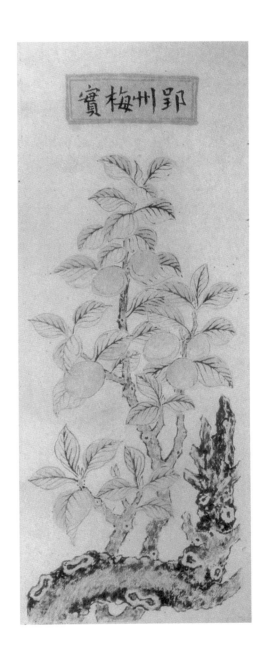

宋代　　郢州（湖北钟祥市）。

明代　　安吉（浙江安吉县）、安陆州长寿县（湖北钟祥市）。

257

# 木 瓜

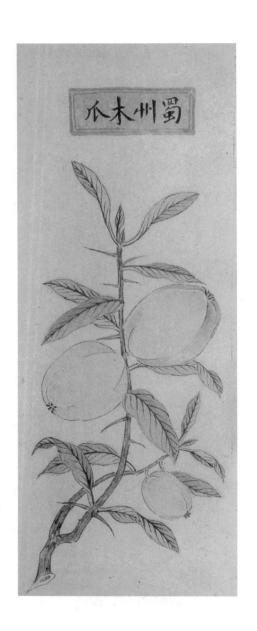

宋代　　宣州（安徽宣城市）。

明代　　宁国府（安徽宣城市）。

民国　　沙市（湖北沙市区）。

# 枇杷叶

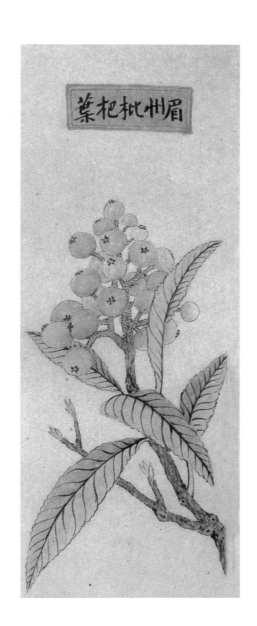

眉州枇杷叶

| 唐代 | 益州（四川成都市）。 |
| 宋代 | 眉州（四川眉山市）。 |
| 明代 | 眉州（四川眉山市）、江南西湖（江苏长江以南与浙江杭州市）。 |
| 民国 | 清远（广东清远市）、三坑（广东清新县）、青莲（广东阳山县）、大湾（广东云浮市）、石潭（广东清新县）。 |

果
部

# 荔枝子

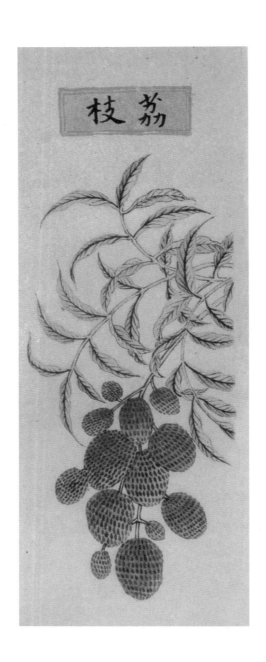

明代　闽中（福建）。

# 桃核仁

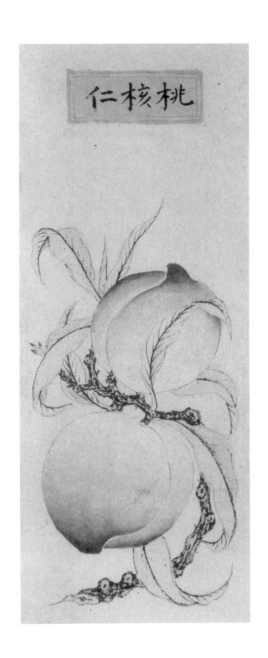

明代　　开封府（河南开封市）、陕西（陕西、甘肃）。

# 李核仁

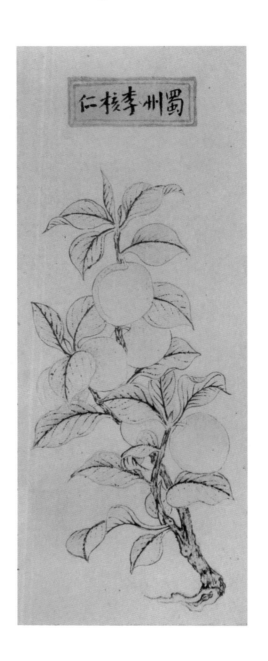

宋代　　蜀州（四川崇州市）。

明代　　成都府崇庆州（四川崇州市）。

民国　　烟台（山东烟台市）、黄县（山东龙口市）、青岛（山东青岛市）、关里（河北）、锦州（辽宁锦州市）、平谷（北京平谷区）、天津、上海。

262

# 橄　榄

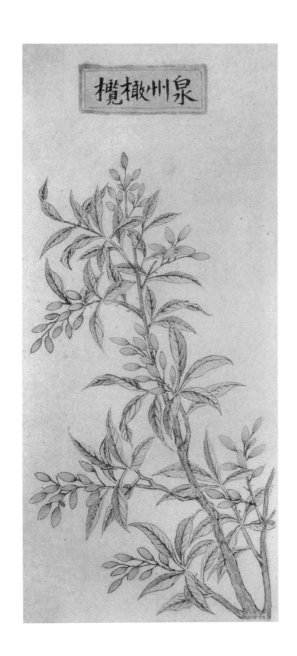

宋代　　泉州（福建泉州市）。

明代　　泉州府（福建泉州市）。

民国　　番禺（广东番禺区）。

果
部

# 榅桲

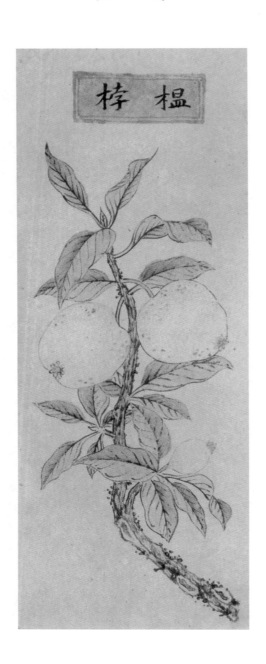

明代　西安府同州（陕西大荔县）。

# 马槟榔

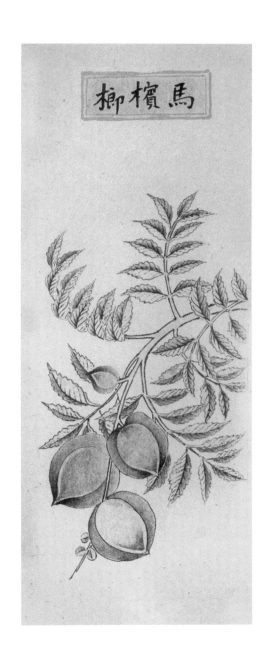

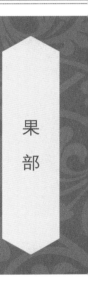

果
部

明代　　云南。

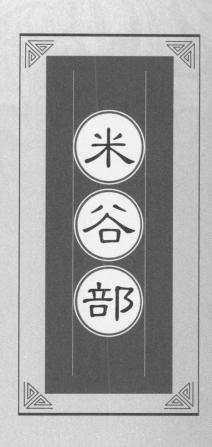

米谷部

# 胡　麻

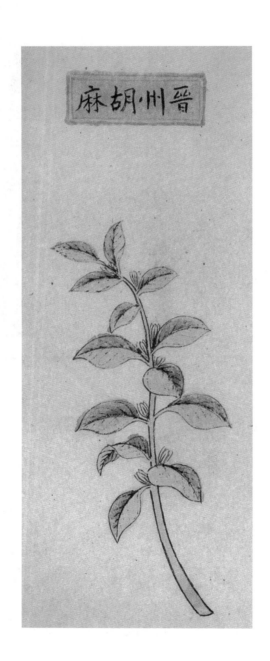

麻胡·州晋

汉代　　上党（山西长治市）。

宋代　　晋州（山西临汾市）。

明代　　胡地（甘肃、宁夏、青海）。

# 巨胜子

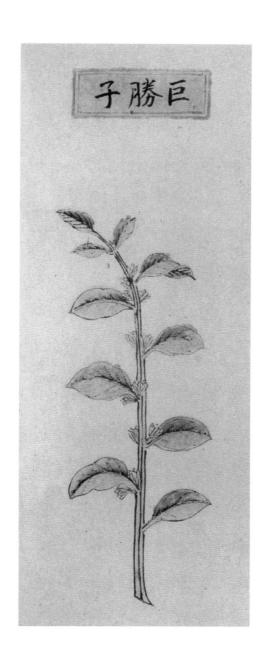

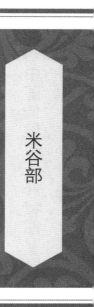

米谷部

明代　　胡地（甘肃、宁夏、青海）。

民国　　印度、吉打（马来西亚）。

# 胡麻油

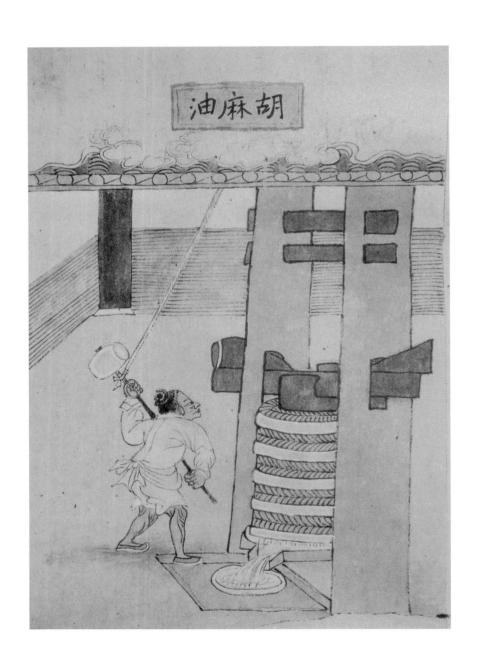

明代　　胡地（甘肃、宁夏、青海）。

# 青 蘘

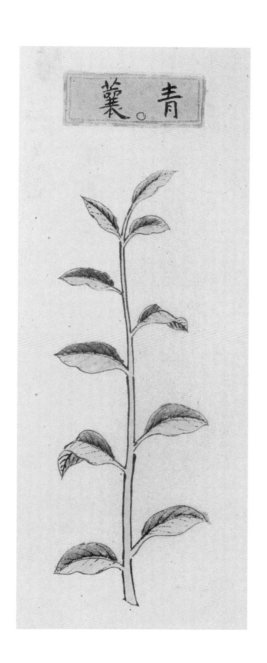

明代　　胡地（甘肃、宁夏、青海）。

米谷部

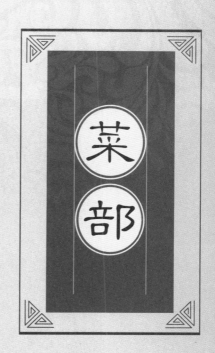

菜部

# 芥

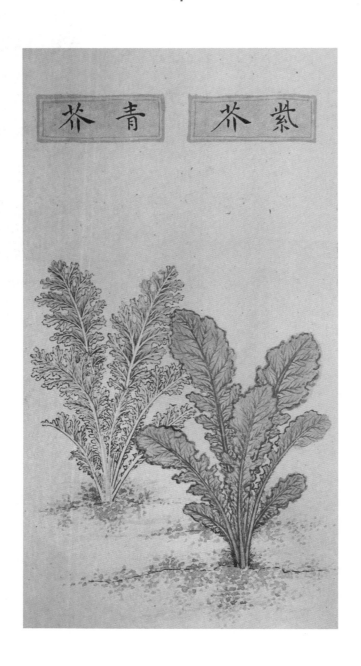

宋代　蜀州（四川崇州市）。

明代　成都府崇庆州（四川崇州市）。

# 白 芥

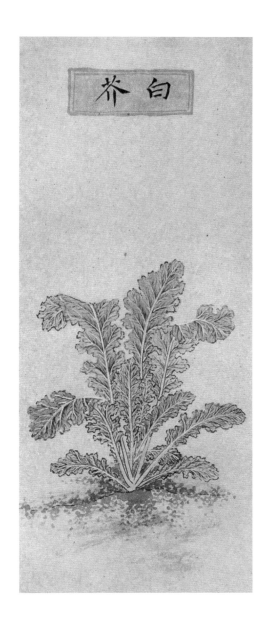

明代　西戎（甘肃、青海）、太原（山西太原市）。

民国　张家口（河北张家口市）、绛镇（山西新绛县）。

菜部

# 菘　菜

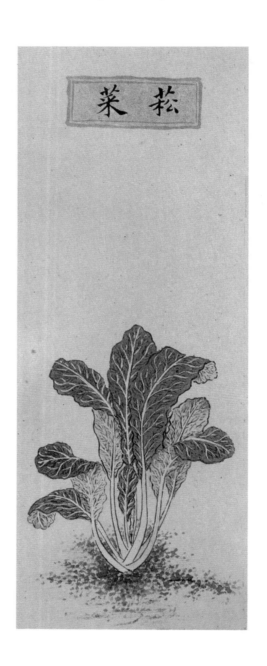

明代　　扬州府（江苏扬州市）。

# 苦　菜

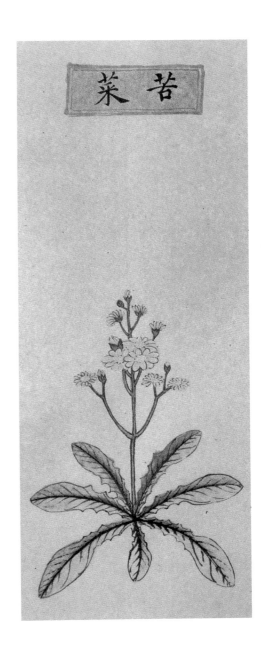

菜部

汉代　　益州（四川成都市）。
明代　　蜀川（四川）。

277

# 生 姜

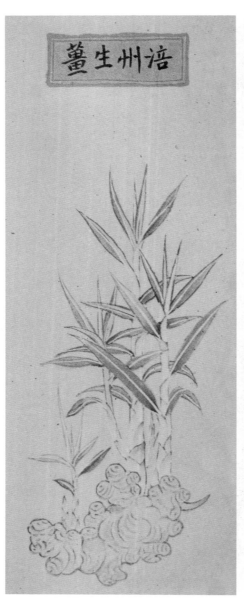 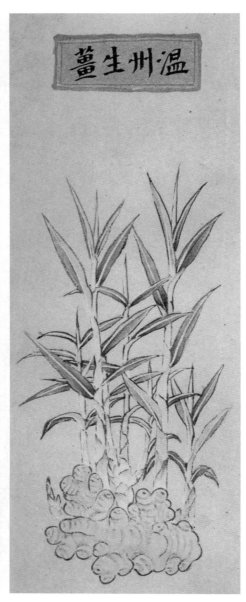

唐代　　荆州（湖北江陵县）。

宋代　　涪州（四川涪陵区）、温州（浙江温州市）。

明代　　汉州（四川广汉市）、温州府（浙江温州市）、池州（安徽池州市）。

# 紫　苏

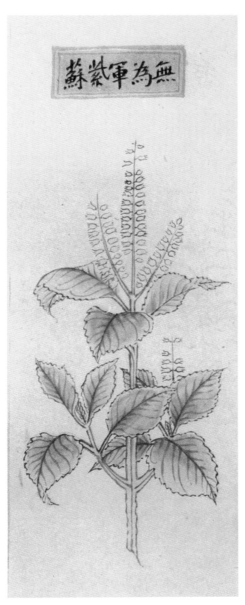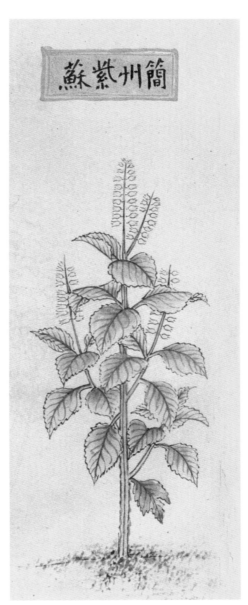

宋代　　无为军（安徽无为县）、简州（四川简阳市）。

明代　　吴中（江苏）。

民国　　番禺（广东番禺区）、清远（广东清远市）、上海。

菜部

# 香薷

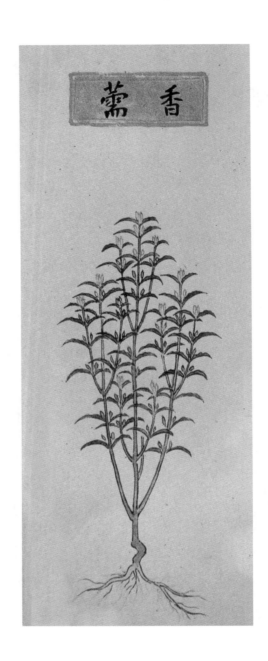

明代　江西（江西中部）、新定（浙江淳安县）、新安（安徽黄山市）。

民国　北江（广东肇庆市）、清远（广东清远市）、连州（广东连州市）、乐昌（广东乐昌市）、贺县（广西贺州市）。

# 薄　荷

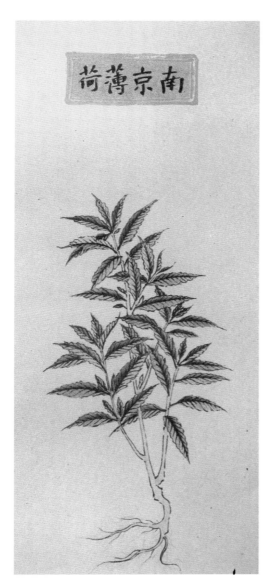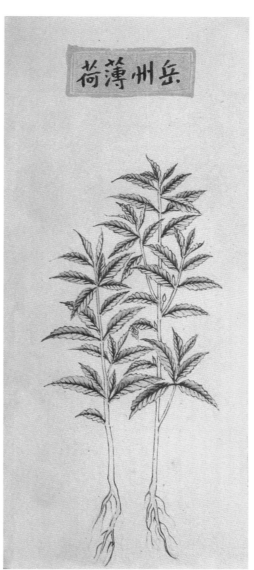

宋代　　岳州（湖南岳阳市）、南京（河南商丘市）。

明代　　开封府归德州（河南商丘市）、岳州（湖南岳阳市）、苏州（江苏苏州市）。

民国　　吉安（江西吉安市）、岳州（湖南岳阳市）、禹州府（河南禹州市）、太仓州（江苏太仓市）。

281

# 蕺

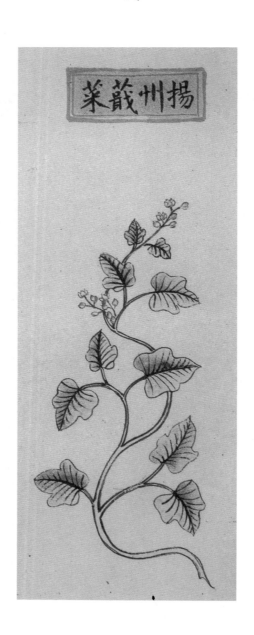

宋代　　扬州（江苏扬州市）。

明代　　扬州府（江苏扬州市）、关中（陕西）。

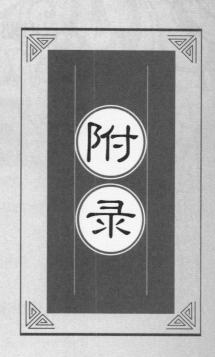

附录

中国传统道地药材图典

## 一、秦汉时期

　　秦朝取消了周朝的分封制，推行单一的郡县制，分天下为 36 郡和京畿地方，后得东越、南越与匈奴河套土地，又增置 5 郡，共为 41 郡。西汉在沿袭了秦朝郡县制基础上，首创以州刺史部为监察区的做法，发展到东汉为州郡县三级建制。《汉书·地理志》载 103 个郡、国，除京畿地区之 7 郡外，分属 13 个刺史部。

　　根据李鼎和马继兴先生的研究考证，《名医别录》收载的 365 种药物中有明确可考县级地名达 179 个，涉及河北省等 22 个现行中国行政区和朝鲜、越南 2 个外国行政区，现将其与现代行政区划对照如下。

### （一）河北省（13 个）

| | |
|---|---|
| 上谷——怀来县 | 河间——河间市 |
| 代郡——蔚县 | 常山——元氏县 |
| 中山——定州市 | 邯郸——邯郸市 |
| 真定——正定县 | 赵国——邯郸县 |
| 藁城——石家庄市 | 魏郡——临漳县 |
| 章武——沧县 | 东郡——大名县 |
| 中水县——献县 | |

### （二）山西省（9 个）

| | |
|---|---|
| 梁山——吕梁市 | 上党——长子县 |
| 雁门——代县 | 长子山——长子县 |
| 晋阳——太原市 | 河东——夏县 |
| 平阳——临汾市 | 析城——阳城县 |
| 晋地——临汾市 | |

### （三）内蒙古（3 个）

| | |
|---|---|
| 五原——五原县 | 西海——额济纳旗 |
| 云中——托克托县 | |

## （四）辽宁省（1个）

辽东——开原县

## （五）吉林省（1个）

白山——长白山市

## （六）山东省（30个）

| | |
|---|---|
| 济南——历城县 | 冤句——菏泽市 |
| 齐山——招远市 | 秦县——范县 |
| 平原——平原县 | 济阴——定陶县 |
| 东莱——掖县 | 山阳——金乡县 |
| 掖——掖县 | 东平——东平县 |
| 昌阳——文登县 | 邹——邹县 |
| 东阿——阳谷县 | 鲁邹县——邹县 |
| 石门——平阴县 | 蒙山——蒙阴县 |
| 泰（太）山——泰安县 | 祊城——费县 |
| 般阳——淄川区 | 中丘——临沂市 |
| 奉高——泰安县 | 卢山——诸城市 |
| 齐胸——临朐县 | 齐山——诸城市 |
| 临朐——临朐县 | 姑幕——诸城市 |
| 临淄——临淄县 | 瑯（琅）邪——诸城市 |
| 平寿——平度县 | 承（丞）县——枣庄市 |

## （七）河南省（28个）

| | |
|---|---|
| 石城——林县 | 雒阳——洛阳市 |
| 河内——武陟县 | 伊（水）——伊河 |
| 雷泽——濮城 | 嵩高山——登封县 |
| 洪（弘）农——灵宝市 | 嵩山——登封县 |
| 函谷——灵宝县 | 中岳——登封县 |
| 熊耳——卢氏县 | 少室——登封县 |
| 河南——洛阳市 | 阳城——登封县 |

285

颖（颍）川——禹县　　　　　　　　　汝南——汝南县

陈留——陈留县　　　　　　　　　　　上蔡——上蔡县

卷县——原武县　　　　　　　　　　　淮阳——淮阳县

中牟——中牟县　　　　　　　　　　　棘阳——新野县

丹水——淅川县　　　　　　　　　　　桐柏山——桐柏县

南阳——南阳市　　　　　　　　　　　淮源——信阳县

赭阳——叶县　　　　　　　　　　　　朗陵——确山县

## （八）江苏省（5个）

海西——东海县　　　　　　　　　　　扬州——南京市

下邳——邳县　　　　　　　　　　　　大吴——苏州市

射阳——淮安县

## （九）安徽省（7个）

砀山——砀山县　　　　　　　　　　　六安——六安市

淮南——寿县　　　　　　　　　　　　庐江——庐江县

东城——定远县　　　　　　　　　　　丹阳——宣城县

霍山——霍山县

## （十）浙江省（4个）

上虞——上虞县　　　　　　　　　　　会稽——绍兴县

山阴——绍兴县　　　　　　　　　　　越——绍兴县

## （十一）江西省（3个）

九江——九江市　　　　　　　　　　　豫章——南昌市

中台——大余县

## （十二）湖北省（8个）

房陵——房县　　　　　　　　　　　　荆山——南漳县

楚山——襄樊市　　　　　　　　　　　安陆——安陆市

山都——襄樊市　　　　　　　　　　　江夏——江夏区

秭归——秭归县　　　　　　　　　　　荆州——江陵县

## （十三）湖南省（6个）

崇山——张家界市　　　　　　　衡山——衡山市

长沙——长沙市　　　　　　　　九疑——宁运县

武陵——溆浦县　　　　　　　　桂阳——桂阳县

## （十四）广东省（1个）

阳山——阳山县

## （十五）海南省（1个）

朱崖——琼山县

## （十六）广西壮族自治区（3个）

合浦——合浦县　　　　　　　　零陵——全州县

桂林——桂林市

## （十七）四川省（15个）

白水——昭化县　　　　　　　　犍为——宜宾市

汶山——茂县　　　　　　　　　青衣——雅安市

飞乌——中江县　　　　　　　　名山——雅安市

巴西——阆中县　　　　　　　　朱提——宜宾市

广汉——广汉市　　　　　　　　南安——夹江县

蜀郡——成都市　　　　　　　　江林——泸县

蜀汉——成都市　　　　　　　　越隽——西昌市

严道——荥经县

## （十八）重庆市（3个）

巴郡——巴南区　　　　　　　　巫阳——巫山县

符陵——彭水县

## （十九）贵州省（1个）

牂牁——福泉市

## （二十）云南省（2个）

永昌——保山市

都乡——文山市

## （二十一）甘肃省（9个）

燉（敦）煌——敦煌市

北地——宁县

酒泉——酒泉市

福禄城——成县

羌道——岷县

鸡山——成县

西羌——岷县

武都——武都区

陇西——临洮县

## （二十二）陕西省（20个）

上郡——榆林市

杜陵——西安市

乔山——黄陵县

冯翊——大荔县

龙门——韩城县

蓝田——蓝田县

雍州——凤翔县

华山——华阴市

陈仓——宝鸡市

华阴——华阴市

咸阳——咸阳市

郑山——汉中市

槐里——兴平县

上洛——商县

武功——武功县

西城——安康市

斜谷——武功县

沙宛——大荔县

西岭——武功县

汉中——汉中市

## （二十三）朝鲜民主主义人民共和国

朝鲜——朝鲜北部

玄菟——咸镜道

## （二十四）越南民主共和国

交趾——越南北部

九真——顺化市

交州——越南北部和中部

# 二、唐朝

唐朝以"道"来划分其行政区域，共置天下为 15 道，下设州、府、郡 328 个。

《千金翼方·药出州土第三》论曰："按本草所出郡县，皆是古名，今之学者租卒寻而难晓，自圣唐开关，四海无外，州县名目，事事惟新，所以须甄明即因土地名号，后之学者容易即知，其出药土地凡 133 州，合 519 种，其余州土皆有不堪进御，故不繁录耳。"

根据作者考证，《千金翼方》记载 396 种药材产地 127 州，分布于 13 道。

## （一）关内道（11 个）

| | |
|---|---|
| 雍州——陕西西安市 | 原州——甘肃固原县 |
| 华州——陕西汉中市 | 延州——陕西延安市 |
| 同州——陕西大荔县 | 泾州——甘肃泾川县至陕西长武县 |
| 岐州——陕西凤翔市至岐山县 | 盐州——甘肃盐池县 |
| 宁州——甘肃宁县 | 灵州——甘肃灵武县 |
| 鄜州——陕西富县 | |

## （二）河南道（16 个）

| | |
|---|---|
| 洛州——河南宜阳县 | 齐州——山东历城区 |
| 穀州——湖北穀城县 | 莱州——山东掖县 |
| 郑州——河南荥阳县 | 兖州——山东兖州区 |
| 陕州——河南陕县 | 密州——山东诸城市 |
| 汝州——河南汝州市 | 泗州——江苏宿迁市 |
| 许州——河南许昌市 | 徐州——江苏徐州市 |
| 虢州——河南灵宝市 | 淄州——山东淄川区 |
| 豫州——河南禹县 | 沂州——山东临沂市 |

## （三）河东道（11 个）

| | |
|---|---|
| 蒲州——山西永济市 | 汾州——山西汾阳市 |
| 绛州——山西新绛县 | 潞州——山西长治县 |
| 隰州——山西隰县 | 泽州——山西阳城县 |

并州——山西阳曲县　　　　　蔚州——山西灵邱县

晋州——山西临汾市　　　　　慈州——山西吉县

代州——山西代县

## （四）河北道（7个）

怀州——河南沁阳县　　　　　幽州——河北涿县

相州——河南安阳市　　　　　营州——河北迁安县

箕州——山西辽县　　　　　　平州——河北昌黎县

沧州——河北沧县

## （五）山南西道（8个）

梁州——陕西汉中市　　　　　通州——四川达县

洋州——陕西洋县　　　　　　渠州——四川渠县

凤州——陕西凤县　　　　　　商州——陕西商县

始州——四川剑阁县　　　　　金州——陕西安康县

## （六）山南东道（8个）

邓州——河南邓州市　　　　　夔州——重庆奉节县

均州——湖北均县　　　　　　硖州——湖北宜昌市

荆州——湖北江陵县　　　　　房州——湖北房县

襄州——湖北襄樊市襄阳区　　唐州——河南泌阳县

## （七）淮南道（7个）

扬州——江苏扬州市　　　　　黄州——湖北黄冈市

寿州——安徽寿县　　　　　　舒州——安徽怀宁县

光州——河南潢川县　　　　　申州——河南信阳市

蕲州——湖北蕲春县

## （八）江南东道（7个）

润州——江苏镇江市　　　　　歙州——安徽歙县

越州——浙江绍兴市　　　　　建州——福建建瓯市

婺州——浙江金华市　　　　　睦州——浙江建德市

泉州——福建闽侯县

## （九）江南西道（10个）

宣州——安徽宁国市　　　　　　潭州——湖南长沙市

饶州——江西鄱阳县　　　　　　朗州——湖南常德市

吉州——江西吉安市　　　　　　永州——湖南零陵市

江州——江西九江市　　　　　　郴州——湖南郴州市

岳州——湖南巴陵县　　　　　　辰州——湖南沅陵县

## （十）陇右道（6个）

秦州——甘肃天水市　　　　　　武州——甘肃武都县

成州——甘肃成县　　　　　　　廓州——青海贵德县

兰州——甘肃兰州市城关区　　　宕州——甘肃宕昌县

## （十一）河西道（7个）

凉州——甘肃武威市　　　　　　瓜州——甘肃瓜州县

甘州——甘肃张掖市　　　　　　西州——新疆吐鲁番市至鄯善县

肃州——甘肃酒泉市　　　　　　沙州——甘肃敦煌市

伊州——新疆哈密县

## （十二）剑南道（14个）

益州——四川成都市　　　　　　茂州——四川茂县

眉州——四川眉山市　　　　　　嶲州——四川西昌市

绵州——四川绵阳市　　　　　　松州——四川松潘县

资州——四川资中县　　　　　　当州——四川黑水县

嘉州——四川乐山市　　　　　　扶州——四川九寨沟县

邛州——四川邛崃县　　　　　　龙州——四川江油市

泸州——四川泸州市　　　　　　柘州——四川康定市

## （十三）岭南道（15个）

广州——广东广州市　　　　　　贺州——广西贺州市

韶州——广东韶关市　　　　　　梧州——广西梧州市

象州——广西象州县　　　　　　　柳州——广西柳州市

春州——广东阳春市　　　　　　　融州——广西融县

封州——广东封川县　　　　　　　潘州——广东茂名市

泷州——广东罗定县　　　　　　　交州——越南

恩州——广东恩平市　　　　　　　峰州——越南北部

桂州——广西桂林市

## 三、宋朝

宋朝汲取了唐朝藩镇割据的教训，一级行政区划改"道"为"路"，县级以上、路级以下的区划单位有府、州、军、监四类，县一级的区划单位有县、军、监三类。元丰八年（1085）颁行的《元丰九域志》，将行政区划编制为23路、14府、240州、37军、4监、1255县。崇宁四年（1105），国都开封府置为京畿路，合称为24路。南宋仅有半壁江山，绍兴十二年（1142）分16路，嘉定元年（1208）宋宁宗改为17路。

根据王均默和难波恒雄先生考证，《证类本草》所引《图经本草》553种药材名前冠以府、州、军等地名为153个，涉及河北省等20个现行中国行政区。

## （一）河北省（7个）

邢州——邢台市　　　　　　　　　澶州——濮阳市

成德军——正定县　　　　　　　　冀州——冀州市

沧州——沧县　　　　　　　　　　深州——深县

瀛洲——河间市

## （二）山西省（17个）

火山军——河曲县　　　　　　　　岢岚军——岢岚县

石州——吕梁市　　　　　　　　　晋州——临汾市

宁化军——宁武县至静乐县　　　　宪州——静乐县

并州——太原市　　　　　　　　　绛州——新绛县

汾州——汾阳县　　　　　　　　　解州——运城市

威胜军——沁县　　　　　　　　　慈州——吉县

泽州——晋城市　　　　　　　　　潞州——长治市

河中府——永济市　　　　　　　　隰州——隰县

吉州——吉县

## （三）山东省（9个）

齐州——济南市历城区      淄州——淄博市

沂州——临沂市      密州——诸城市

兖州——兖州区      棣州——惠民县

单州——单县      戎州——荷泽市

曹州——荷泽市

## （四）河南省（12个）

邓州——邓县      陕州——陕县

卫州——卫辉市      南京——开封市

西京——洛阳市      相州——安阳市

东京——开封市      信阳军——信阳市

汝州——汝州市      蔡州——汝南县

怀州——沁阳市      虢州——灵宝县

## （五）江苏省（8个）

泗州——泗县或盱眙市      润州——镇江市

江宁府——南京市      徐州——铜山县

常州——常州市武进区      高邮军——高邮市

海州——东海县      洋州——江都县

## （六）安徽省（8个）

无为军——无为县      滁州——滁县

寿州——寿县      歙州——歙县

和州——和县      濠州——凤阳县

舒州——潜山县      宜州——宣城市

## （七）浙江省（8个）

天台——绍兴市      杨州——绍兴市

越州——绍兴市      天台山——天台县

293

台州——临海县          明州——宁波市

温州——温州市          睦州——建德县

## （八）江西省（7个）

吉州——吉安市          筠州——高安县

临江军——清江县          饶州——鄱阳县

洪州——南昌市          江州——九江市

信州——上饶市

## （九）福建省（3个）

建州——建瓯市          福州——福州市

泉州——晋江市

## （十）湖北省（10个）

归州——秭归县          峡州——宜昌市

江陵府——江陵县          施州——恩施市

均州——丹江口市          随州——随州市

荆门军——荆门市          蕲州——蕲春县

郢州——钟祥县          襄州——襄阳区

## （十一）湖南省（8个）

永州——零陵县          道州——道县

辰州——沅陵县          鼎州——常德市

邵州——邵阳市          衡州——衡阳市

岳州——岳阳市          澧州——澧县

## （十二）广东省（8个）

广州——广州          新州——新兴县

春州——阳春市          韶州——韶关市

南恩州——阳江市          端州——肇庆市

雷州——雷州市          潮州——潮安县

## （十三）海南省（2个）

崖州——琼山县

儋州——儋县

## （十四）广西壮族自治区（6个）

梧州——苍梧县

廉州——合浦县

宜州——宜山县

蒙州——蒙山县

宾州——宾阳县

江州——崇左县

## （十五）四川省（19个）

邛州——邛崃市

渠州——渠县

龙州——江油市

眉州——眉山市

永康军——都江堰市

资州——资中县

戎州——宜宾市

益州——成都市

汉州——广汉市

梓州——三台县

茂州——茂县

简州——简阳市

果州——南充市

蜀州——崇州市

威州——理县

壁州——通江县

荣州——荣县

乾州——茂县

雅州——雅安市

## （十六）重庆市（2个）

黔州——彭水县

涪州——涪陵区

## （十七）贵州省（1个）

福州——恩南县

## （十八）甘肃省（6个）

文州——文县

秦州——天水市

宁州——宁县

阶州——陇西县

成州——成县

德顺军——静宁县

## （十九）陕西省（12个）

丹州——宜川县

凤翔府——凤翔县

兴州——略阳县

兴元府——汉中市

同州——大荔县

华州——华县

府州——府谷县

洋州——洋县

乾州——乾县

商州——商州区

耀州——耀县

雍州——西安市

# 四、明朝

明朝自太祖统一天下，革元代中书省、行中书省，以应天诸府直隶京师。成祖定都北京，乃以北平为直隶。制户分军民，以府州领民户，以卫所领军户。全境分隶两京、十三布政司，统天下府州县、羁縻之州府县或边镇。又设置两京都督府，统十六都司、五行都司、二留守司，分领天下卫所、千户所及边境海疆。这样明代分三级行政区划：布政司治所（通称省会）为一级政区；直隶布政司的府州和直属都司的卫所为二级政区；府属州县和卫属千户所为三级政区。《明史·地理志》记载，明代全境分140府、193州、1138县、493卫、2593所、315千户所，此外，边区土官尚有宣慰等司及御夷府州等级别。

明朝官修《本草品汇精要》承宋《证类本草》，鉴于"（旧）书方土生产，多依唐、宋地名，欲更当代（即明中叶弘治年间）郡县，恐先后不同，难以考据"的情况，故"今复考其世称，附载卷末"（凡例），此即卷42所附"旧本地名即今当代郡邑"的"地名考正"篇（"即今当代郡邑"指明代行政区划）。根据作者考释，《本草品汇精要》记载1815种药材，涉及汉、唐、宋、元设置旧地名达177个，分布于明朝2个直隶、12个布政司、2个都司、2个行都司。

## （一）京师（北直隶14个）

幽州（即今顺天府）——北京市

檀州（即今顺天府密云县）——北京密云区

渤海（即今直隶河间府沧州）——河北沧州市

观州（即今河间府东光县）——河北东光县

成德军（即今直隶真定府）——河北正定县

中山（即今直隶真定府定州）——河北定州市

邢州（即今直隶顺德府）——河北邢台市

邯郸（即今直隶广平府，脱邯郸县）——河北邯郸市

澶州（即今直隶大名府开州）——河南濮阳县

天雄军（即今直隶大名府）——河北大名县

平州（即今直隶永平府）——河北卢龙县

石城（即今直隶永平府滦州）——河北滦县

妫州（即今直隶隆庆州）——河北怀来县、北京延庆县

瀛洲（即今直隶河间府，误广东潮州府）——河北河间县

## （二）南京（南直隶 18 个）

建康（即今直隶应天府）——江苏南京市

江宁府（即今直隶应天府）——江苏南京市

濠州（即今直隶凤阳府）——安徽凤阳县

宣城（即今直隶宁国府）——安徽宣城市

宣州（即今直隶宁国府）——安徽宣城市

歙州（即今直隶徽州府）——安徽歙县

润州（即今直隶镇江府）——江苏镇江市

安东（即今直隶淮安府安东县）——江苏涟水县

淮甸（即今直隶淮安府）——江苏淮安市

江州（即今直隶安庆府）——安徽安庆市

舒州（即今直隶安庆府，脱潜山县）——安徽潜山县

海陵（即今直隶扬州府泰州，误通州）——江苏泰州市

扬州（即今直隶扬州府）——江苏扬州市

高邮军（即今直隶扬州府高邮州）——江苏高邮市

庐州（即今直隶庐州府）——安徽合肥市

无为军（即今直隶，脱庐州府，无为州）——安徽无为县

彭城（即今直隶徐州）——江苏徐州市

寿州（即今直隶凤阳府寿州，误山东兖州府寿张县）——安徽寿县至凤台县

## （三）山东布政司（9 个）

兖州（即今山东兖州府）——山东兖州区

297

单州（即今山东兖州府单县）——山东单县

济阴（即今山东兖州府曹州）——山东菏泽市

兰陵（即今山东兖州府峄县）——山东枣庄市南

琅琊（即今山东兖州府沂州）——山东临沂市

齐州（即今山东济南府）——山东济南市

淄州（即今山东济南府淄川县）——山东淄博市南

博州（即今山东东昌府）——山东聊城县

莱州（即今山东莱州府）——山东莱州市

## （四）山西布政司（10个）

霍山（即今山西平阳府霍州）——山西霍县

代郡（即今山西大同府）——山西大同市

云中（即今山西大同府）——山西大同市

雁门（即今山西大同府）——山西大同市

火山军（即今山西太原府河曲县）——山西河曲县

河东（即今山西太原府）——山西太原市

并州（即今山西太原府）——山西太原市

上党（即今山西潞州）——山西长治市

岢岚军（即今山西岢岚州）——山西岢岚县

晋州（即今山西平阳府，误直隶安庆府）——山西临汾市

## （五）河南布政司（22个）

西京（即今河南府）——河南洛阳市

洛州（即今河南府）——河南洛阳市

永昌（即今河南府，误开封府，洛阳县）——河南洛阳市

孟州（即今怀庆府孟县，误河南府孟津县）——河南孟县

虢州（即今河南府灵宝县，误卢氏县）——河南灵宝市

东京（即今河南开封府）——河南开封市

南京（即今河南开封府，脱归德州）——河南开封市

中牟（即今河南开封府中牟县）——河南中牟县

信阳军（即今河南汝宁府信阳州，误信阳县）——河南信阳市

豫州（即今河南汝宁府）——河南汝南县

汝南（即今河南汝州鲁山县又宝丰县，误汝宁府）——河南鲁山县至宝丰县

蔡州（即今河南汝宁府汝阳县，误上蔡县）——河南汝南县

汝州（即今河南汝州，误河南府南阳县）——河南汝州市

南阳（即今河南南阳府）——河南南阳市

襄州（即今河南南阳府叶县）——河南叶县

申州（即今汝宁府信阳州，误河南南阳府）——河南信阳市

卫州（即今河南卫辉府汲县）——河南卫辉市

淅州（即今河南南阳府内乡县）——河南内乡县

怀州（即今河南怀庆府）——河南沁阳市

相州（即今河南彰德府，衍直隶广平府）——河南安阳市

威胜军（即今河南南阳府邓州，误四川成都府彭县）——河南邓州市

洛（即今河南）——河南全境

## （六）陕西布政司（27 个）

雍州（即今陕西西安府）——陕西西安市

三辅（即今陕西西安府，脱凤翔府及延安府）——陕西西安市和延安市及关中地区

蓝田（即今陕西西安府蓝田县）——陕西蓝田县

槐里（即今陕西西安府兴平县）——陕西兴平县

华阴（即今陕西西安府华州）——陕西华县

白水（即今陕西西安府白水县）——陕西白水县

长安（即今陕西西安府长安县）——陕西西安市

沙宛（即今陕西西安府同州）——陕西大荔县

冯翊（即今陕西西安府，误凤翔府，同州）——陕西大荔县

上洛（即今陕西西安府商州，误商县、衍洛南县）——陕西商县

陈仓（即今陕西凤翔府宝鸡县）——陕西宝鸡市

兴州（即今陕西汉中府略阳县）——陕西略阳县

兴元府（即今陕西汉中府）——陕西汉中市

汉中（即今陕西汉中府）——陕西汉中市

洋州（即今陕西汉中府洋县）——陕西洋县

梁州（即今陕西汉中府，衍古梁州云南府）——陕西汉中市

陇西（即今陕西，脱巩昌府陇西县）——甘肃陇西县

渭州（即今陕西巩昌府）——甘肃陇西县

德顺军（即今陕西平凉府隆德县，误静宁县）——宁夏隆德县

原州（即今陕西平凉府平凉县）——甘肃平凉县

银州（即今陕西延安府葭州，误葭县）——陕西佳县至横山县及米脂县

丹州（即今陕西延安府宜川县）——陕西宜川县

延州（即今陕西延安府）——陕西延安市

坊州（即今陕西延安府中部县）——陕西黄陵县

文州（即今陕西巩昌府文县，误宁夏文县）——甘肃文县

成州（即今陕西巩昌府成县，误广东肇庆府封川县）——甘肃成县

宁州（即今陕西庆阳府宁州）——甘肃宁县

## （七）陕西行都司（1个）

凉州（即今陕西行都指挥使司，脱凉州卫）——甘肃武威市

## （八）四川布政司（21个）

益州（即今四川成都府）——四川成都市

资州（即今四川成都府资县）——四川资中县

简州（即今四川成都府简县）——四川简阳市

维州（即今四川成都府威州，脱保县）——四川理县

永康军（即今四川成都府灌县）——四川都江堰市

荣州（即今四川嘉定州荣县）——四川荣县

嘉州（即今四川，误成都府，嘉定州）——四川乐山市

蜀州（即今四川成都府崇庆州，误重庆府）——四川崇州市

渝州（即今四川重庆府）——重庆

黔州（即今四川重庆府彭水县）——重庆彭水县

利州（即今四川保宁府广元县）——四川广元市

利州路（即今四川保宁府广元县）——四川广元市

璧州（即今四川保宁府通江县）——四川通江县

戎州（即今四川叙州府）——四川宜宾市

犍为（即今四川叙州府）——四川宜宾市

开州（即今四川夔州府开县）——重庆开县

夔州（即今四川夔州府）——重庆奉节县

巴东（即今四川夔州府）——重庆奉节县

渠州（即今四川顺庆府渠县）——四川渠县

梓州（即今四川顺庆府，脱潼川州）——四川三台县

普州（即今四川潼川州安岳县）——四川安岳县

## （九）四川行都指挥使司（1个）

嶲州即今四川行都指挥使司（脱越嶲卫）——四川越西县

## （十）湖广布政司（12个）

江陵府（即今湖广荆州府）——湖北江陵县

荆门军（即今湖广荆门州，误荆州府）——湖北荆门市

峡州（即今湖广荆州府夷陵州）——湖北宜昌市

郢州（即今湖广安陆州长寿县，误德安府安陆县）——湖北钟祥县

永州（即今湖广永州府）——湖南零陵市

零陵（即今湖广永州府）——湖南零陵市

朗州（即今湖广常德府）——湖南常德市

武陵（即今湖广常德府，误辰州）——湖南常德市

辰州（即今湖广辰州府）——湖南沅陵县

衡州（即今湖广衡州府）——湖南衡阳市

邵州（即今湖广宝庆府）——湖南邵阳市

鼎州（即今湖南常德府，误河南府阌乡县）——湖南常德市

## （十一）浙江布政司（8个）

吴兴（即今浙江湖州府）——浙江湖州市

会稽（即今浙江绍兴府）——浙江绍兴市

越州（即今浙江绍兴府）——浙江绍兴市

台州（即今浙江台州府）——浙江临海市

温州（即今浙江温州府）——浙江温州市

明州（即今浙江宁波府）——浙江宁波市

婺州（即今浙江金华府，衍直隶徽州府婺源县）——浙江金华市

威胜军（即今浙江绍兴府，误四川成都府彭县）——浙江绍兴市

## （十二）江西布政司（9个）

洪州（即今江西南昌府）——江西南昌市

宁州（即今江西南昌府宁县）——江西修水县

临江军（即今江西临江府，误临江县）——江西清江县

庐陵（即今江西吉安府）——江西吉安市

吉州（即今江西吉安府）——江西吉安市

信州（即今江西广信府）——江西上饶市

虔州（即今江西赣州）——江西赣州市

饶州（即今江西饶州府）——江西鄱阳县

南康军（即今江西南康府）——江西星子县

## （十三）福建布政司（4个）

福州（即今福建福州府）——福建福州市

威武军（即今福建福州府）——福建福州市

泉州（即今福建泉州府）——福建泉州市

兴化军（即今福建兴化府）——福建莆田县

## （十四）广东布政司（10个）

广州（即今广东广州府）——广东广州市

雷州（即今广东雷州府）——广东雷州市

廉州（即今广东廉州府）——广西合浦县

韶州（即今广东韶州府）——广东韶关市

始兴（即今广东韶州府）——广东始兴县

新州（即今广东肇庆府新兴县，误湖广德安府安陆县）——广东新兴县

潮州（即今广东潮州府）——广东潮州市

端州（即今广东肇庆府）——广东肇庆市

春州（即今广东肇庆府阳春）——广东阳春县

南恩州（即今广东肇庆府阳江县）——广东阳江市

## （十五）广西布政司（8个）

邕州（即今广西南宁府）——广西南宁市

梧州（即今广西梧州府）——广西梧州市

郁州（即今广西梧州府郁林州，误郁林县）——广西玉林市

桂州（即今广西桂林府）——广西桂林市

始安（即今广西桂林府）——广西桂林市

宜州（即今广西庆远府天河县，衍陕西延安府宜君县）——广西宜州市

江州（即今广西江州，误思恩军民府）——广西崇左县

蒙州（即今广西平乐府永安州，误四川成都府彭县）——广西蒙山县

## （十六）贵州都司（1个）

牂牁（即今贵州都指军使司平越卫，误四川乌蒙军民府）——贵州瓮安县

## （十七）云南布政司（1个）

宁州（即今云南临安府宁州）——云南华宁县

## （十八）辽东都司（1个）

黑水（即今辽东三万卫）——辽宁开原市

303

自 18 世纪工业革命以来，现代科学技术发展和清末洋务运动，使西方博物学、医学等传入中国，出现了《植物名实图考》《药物出产辨》等近现代道地药材产区著作。其后，通过生态学、地理学、气候学、土壤学、农学、林学、知识产权等现代科学知识的引入，产生了中药区划、GAP、地理商标和标志（原产地域保护产品）等道地药材的新内涵。此外，一些行业协会发布了"药材之乡""道地药材基地"等评选，强化了"因地制宜，适地适种"。中药质量与产地生态环境相关，不能以浪费资源、恶化环境、牺牲生态效益为代价，必须考虑整体利益和长远利益，实现生态保护和社会效益的双赢，维持和发展生态系统平衡，避免过去"南药北移，北药南栽"等违背客观规律等教训。

# 一、中国中药区划

根据冉懋雄先生分类，采用二级分区系统划分中国中药分布。一级区为地理方位 + 热量带 + 药材生产方向。二级区为地理位置 + 地貌类型 + 优势中药资源名称（地理位置 + 地貌类型通常采用地理简称来代替），共划分 9 个一级区，28 个二级区（其中陆域部分一级区 8 个，二级区 26 个；海域部分一级区 1 个，二级区 2 个）。

### 1. 东北寒温带、中温带野生、家生中药区

赤芍、防风、满山红、人参、黄柏、五味子、细辛、鹿茸等"关药"。

### 2. 华北暖温带家生、野生中药区

金银花、地黄、白芍、牛膝、酸枣仁、槐米、北沙参、板蓝根、全蝎、党参、连翘、大黄、沙棘等"北药""怀药"。

### 3. 华东北亚热带、中亚热带家生、野生中药区

浙贝母、延胡索、菊花、白术、西红花、厚朴、辛夷、郁金、玄参、泽泻、莲子、茯苓、山茱萸、牡丹皮、枳壳、龟甲、鳖甲等"浙药""江南药"和部分"南药"。

### 4. 西南北亚热带、中亚热带野生、家生中药区

当归、天麻、独活、杜仲、黄柏、厚朴、吴茱萸、茯苓、款冬花、朱砂、三七、石斛、川芎、麦冬、附子、郁金、白芷、白芍、枳壳、泽泻、红花、黄连、木香、天麻、半夏、川牛膝、续断、龙胆、川贝母、大黄、羌活、重楼等"川药""云药"和"贵药"。

### 5. 华南南亚热带、北热带家生、野生中药区

砂仁、巴戟天、化橘红、广藿香、安息香、血竭、蛤蚧、槟榔、益智、高良姜、白豆蔻、樟脑、砂仁、苏木、儿茶等"南药""广药"。

### 6. 内蒙古中温带野生中药区

防风、桔梗、黄芩、麻黄、甘草、龙胆、黄芪、远志、知母、郁李仁、赤芍、地榆、草乌等"关药"。

### 7. 西北中温带、暖温带野生中药区

伊贝母、红花、阿魏、雪荷花、马鹿茸、甘草、麻黄、枸杞子、肉苁蓉、锁阳、紫草、秦艽、羌活等"西药"。

### 8. 青藏高原野生中药区

冬虫夏草、川贝母、大黄、羌活、甘松、藏茵陈、胡黄连、山莨菪、绿绒蒿、角蒿、马勃、雪莲花、鹿角等"藏药"。

### 9. 海洋中药区

昆布、海藻、石决明、海螵蛸、牡蛎、海马、珍珠母、浮海石等"海药"。

## 二、GAP 基地

自 2004 年启动中药材 GAP 认证以来，迄今已超过 10 年时间。目前传统中药道地药材如东北三省的人参、鹿茸，华北平原的"四大怀药"，华东丘陵山地的"浙八味"，川广云贵与秦陕甘青的天麻、杜仲、三七、川芎、当归等均建设了 GAP 规范化种植（养殖）与生产基地。尽管国家目前取消了 GAP 认证，但是中药材规范化种植（养殖）仍

然是保证中药道地性的主要措施和途径。到 2015 年 7 月止，十年间国家食品药品监督管理总局（CFDA）公布了 99 个中药品种 169 个产地 GAP 认证基地（部分品种、基地重叠），分列如下。

## 1. 华北地区（9 个品种）

黄芩：河北宽城县。

板蓝根：河北玉田县。

荆芥：河北玉田县。

苦地丁：河北玉田县。

黄芪：内蒙古乌兰察布市，山西浑源县。

党参：山西陵川县。

丹参：山西芮城县。

苦参：山西沁县。

天花粉：河北邢台市。

## 2. 东北地区（7 个品种）

板蓝根：黑龙江大庆市、杜尔伯特县。

龙胆：辽宁清原县。

平贝母：黑龙江铁力市、伊春市。

人参：吉林抚松县、珲春市、集安市、通化市、长白县、靖宇县、敦化市、和龙市。

五味子：辽宁本溪县、新宾县。

西洋参：吉林靖宇县、通化市。

甘草：辽宁白城市。

## 3. 华东地区（19 个品种）

板蓝根：安徽太和县。

丹参：山东济南市、临沂市、蒙阴县。

地黄：山东东阿县。

短葶山麦冬：福建泉州市。

黄芩：山东临沂市。

金银花：山东平邑县、江苏东海县。

桔梗：山东沂源县。

牡丹皮：安徽南陵县、铜陵县。

山茱萸：浙江淳安县。

太子参：福建柘荣县。

铁皮石斛：浙江天台县、武义县。

温莪术：浙江温州市、瑞安市。

西红花：上海宝山区。

延胡索（元胡）：江西抚州市。

薏苡仁：浙江泰顺县。

银杏叶：江苏邳州市，上海崇明县。

泽泻：福建建瓯市。

栀子：江西樟树市、新干县。

肿节风：福建三明市。

### 4. 中南地区（17个品种）

北柴胡：湖北房县。

苍术：湖北罗田县。

穿心莲：广东英德市。

丹参：河南方城县。

地黄：河南武陟县、温县、荥阳市。

冬凌草：河南济源市。

茯苓：湖北罗田县、英山县，湖南靖州县。

广藿香：广东广州市萝岗区、遂溪县。

化橘红：广东化州市。

黄连：湖北利川市、恩施市。

金银花：河南封丘县。

菊花：湖北麻城。

山药：河南武陟县、温县、荥阳市。

山茱萸：河南内乡县、西峡县。

玄参：湖北巴东县、建始县。

决明子：河南淅川县。

夏枯草：河南确山县。

## 5. 西南地区（31个品种）

白芷：四川遂宁市船山区、射洪县、蓬溪县。

川贝母：四川松潘县、茂县。

川芎：四川彭州市、汶川县。

丹参：四川中江县。

当归：云南沾益县。

灯盏花：云南泸西县、弥勒市。

滇重楼：云南玉龙县。

附子：四川北川县、江油市、布拖县。

何首乌：贵州施秉县、从江县、岑巩县、锦屏县、凯里市。

厚朴：四川都江堰市。

虎杖：重庆黔江区。

黄连：重庆石柱县。

款冬花：重庆。

螺旋藻：云南永胜县。

麦冬：四川三台县。

美洲大蠊：四川西昌市，云南腾冲县。

青蒿（仅供提取青蒿素使用）：重庆酉阳县。

三七：云南文山县、砚山县、弥勒市、宜良县、石屏县，石林县、建水县、南涧县。

山银花（灰毡毛忍冬）：重庆秀山县。

石斛：贵州赤水市。

太子参：贵州施秉县、黄平县、雷山县、凯里市。

天麻：四川平武县。

铁皮石斛：云南勐海县。

头花蓼：贵州施秉县、贵阳市乌当区。

玄参：重庆南川区。

淫羊藿（巫山淫羊藿）：贵州修文县、龙里县、雷山县。

鱼腥草：四川什邡市、雅安市。

郁金、莪术（蓬莪术）：四川成都市双流区。

云木香：云南玉龙县。

桔梗：四川岳池县、通江县。

## 6. 西北地区（15个品种）

半夏：甘肃西和县。

丹参：陕西商南县、山阳县、洛南县、丹凤县、镇安县、柞水县、商州区、商洛市。

当归：甘肃宕昌县、岷县。

党参：甘肃陇西县。

甘草：新疆塔城、布克赛尔县。

枸杞子：宁夏中宁县。

红花：新疆吉木萨尔县、裕民县、乌鲁木齐市、伊宁市霍城县。

黄连：陕西镇坪县。

绞股蓝：陕西平利县。

山茱萸：陕西佛坪县。

天麻：陕西略阳县。

玄参：陕西镇坪县。

罂粟：甘肃武威市、张掖市、金昌市、白银市。

黄芪：甘肃陇西县。

板蓝根：宁夏隆德县。

# 三、地理标志产品

地理标志产品是指产自特定地域，所具有的质量、声誉或其他特性本质上取决于该产地的自然因素和人文因素，经审核批准以地理名称进行命名的产品。我国地理标志认证主要有：①1995年国家商标局依照《商标法》实施的地理标志证明商标/集体商标注册；②1999年国家质量监督检验检疫总局根据《地理标志产品保护规定》，对原产地产品予以认证；③2008年农业部根据《农产品地理标志管理办法》，实施农产品地理标志登记。这三个政府部门发布的品种有部分交叉重叠。

## （一）地理标志产品保护品种

2014年12月止国家质检总局公布的《地理标志产品保护品种的公告》中公布183个道地药材品种472个产地，分列如下。

## 1. 华北地区（8个品种）

大枣：山西太谷县、临县，河北沧县、唐县、赞皇县。

核桃仁：山西汾阳市、左权县，天津蓟县，河北涞水县、卢龙县、涉县。

花椒：河北涉县。

黄芪：山西浑源县。

僵蚕：山西阳城县。

连翘：山西安泽县。

桑椹：天津蓟县。

山药：河北蠡县。

## 2. 东北地区（19个品种）

赤小豆：黑龙江宝清县。

刺五加：辽宁本溪县。

大枣：辽宁北票市。

哈蟆油：黑龙江铁力市，吉林舒兰市、桦甸市、蛟和市、磐石市、集安市、通化县、辉南县、柳河县、白山市八道江区、靖宇县、抚松县、临江市、长白县、江源县、敦化市、安图县、珲春市、汪清县、延吉市、和龙市，辽宁桓仁县。

核桃仁：辽宁建昌县。

黑木耳：黑龙江尚志市、伊春市五营区，吉林蛟河市。

红景天：吉林临江市。

琥珀：辽宁抚顺市。

决明子：辽宁大连市。

苦参：辽宁建平县。

龙胆：辽宁清原县。

鹿茸：吉林蛟河市、桦甸市、磐石市、舒兰市、龙潭区、丰满区、永吉县、东丰县、东辽县、梨树县、伊通县、抚松县、靖宇县、长白县、临江市、梅河口市、辉南县、柳河县、集安县、通化县、延吉市、龙井县、汪清县、安图县、敦化市、珲春市、图们市、和龙县、双阳区、九台市，辽宁抚顺市、西丰县。

绿豆：黑龙江杜尔伯特县，吉林白城市。

玫瑰花：辽宁辽中县。

平贝母：黑龙江铁力市、伊春市，吉林通化县。

310

人参：吉林抚松县、靖宇县、长白县、江源县、通化县、集安市、辉南县、敦化市、安图县、汪清县、珲春市、蛟河市、桦甸市、临江市，辽宁新宾县、清原县、抚顺市、桓仁县。

五味子：黑龙江铁力市，吉林长白县、靖宇县、抚松县、临江市、白山市江源区和八道江区、集安市、通化县、辉南县、梅河口市、柳河县、通化市东昌区和二道江区、桦甸市、蛟河市、永吉县、舒兰市、磐石市、汪清县、安图县、敦化市、和龙市、珲春市、延吉市、龙井市及长白山保护开发区（池北区、池西区、池南区），辽宁抚顺市、岫岩县。

苦杏仁：辽宁朝阳市。

淫羊藿：吉林临江市。

## 3. 华东地区（34 个品种）

白芍：安徽亳州市。

百合：安徽霍山县。

茶叶：福建安溪县。

大枣：山东荏平县、乐陵市、无棣县、枣庄市。

蛤壳：山东东营市。

黑木耳：浙江云和县。

金线莲：福建永安市。

桔梗：安徽太和县。

菊花：安徽滁州市、歙县，浙江桐乡市。

莲子、荷叶：福建建宁县，浙江建德市，江苏宝应县，江西广昌县、石城县。

灵芝：安徽霍山县，山东冠县，浙江龙泉市。

龙眼肉：福建莆田市。

玫瑰花：山东平阴县。

牡丹皮：安徽铜陵县。

枇杷叶：福建莆田市、云霄县，浙江杭州市余杭区。

山药：山东定陶县、桓台县。

山楂：山东青州市。

生姜：安徽铜陵市，山东安丘市、平度市。

石决明：福建连江县。

石榴皮：安徽怀远县、淮北市，山东枣庄市。

附录

铁皮石斛：浙江临安市。

乌鸡：江西泰和县。

乌药：浙江天台县。

吴茱萸：江西樟树市。

夏天无：江西余江县。

薏苡仁：福建宁化县、浦城县。

银杏叶、白果：江苏邳州市、泰兴市。

郁金：浙江瑞安市。

栀子：江西金溪县、樟树市。

枳壳：江西新干县。

肿节风：福建三明市。

艾叶：湖北蕲春县。

## 4. 中南地区（54 个品种）

八角茴香：广西上林县。

白附子：河南禹州市。

白芷：河南禹州市。

百合：湖南隆回县。

半夏：河南唐河县。

鳖甲：河南潢川县，湖南汉寿县。

苍术：湖北罗田县。

柴胡：河南嵩县。

陈皮：广东江门市。

大枣：河南灵宝市、内黄县。

丹参：河南方城县。

党参：湖北恩施市。

地黄：河南武陟县、温县、博爱县、沁阳市、孟州市、修武县。

独活：湖北巴东县。

杜仲：河南灵宝市。

粉葛：广东佛冈县、佛山市、高要市、广州市、韶关市。

蜂蜜：广东从化市，河南长葛市，湖北神农架保护区、武汉市黄陂区。

青果：广东汕头市。

黑木耳：河南卢氏县，湖北房县。

厚朴：湖北恩施市。

化橘红：广东化州市。

黄连：湖北利川市、竹溪县。

金花菜：广西防城港市。

金银花：河南新密市。

桔梗：河南桐柏县，湖北英山县。

菊花：河南武陟县、温县、博爱县、沁阳市、孟州市、修武县，湖北麻城市。

苦丁茶：海南澄迈县。

腊梅花：河南鄢陵县。

荔枝核：广东惠来县、深圳市。

连翘：河南卢氏县。

莲子、荷叶：广东广州市，湖北汉川市、洪湖市、浠水县，湖南汉寿县、湘潭县。

龙脑：湖南新晃县。

龙眼肉：广东高州市，广西博白县。

罗汉果：广西永福县、兴安县、阳朔县、融安县、荔浦县。

牡蛎：广东南澳县。

木瓜：湖北郧县。

牛膝：河南武陟县、温县、博爱县、沁阳市、孟州市、修武县。

肉桂：广东罗定市，广西防城港市防城区、平南县、苍梧县、岑溪市、藤县、那坡县、东兴市、上思县、昭平县、梧州市蝶山区、蒙山县、玉林市福绵区、博白县、北流市、兴业县、陆川县。

砂仁：广东阳春市。

山麦冬：湖北襄樊市。

山药：河南武陟县、温县、博爱县、沁阳市、孟州市、修武县。

山银花：湖北罗田县，湖南隆回县。

山茱萸：河南西峡县。

天南星：河南禹州市。

五倍子：湖北竹山县。

溪黄草：广东连州市。

夏枯草：湖北蕲春县。

辛夷：河南南召县。

玄参：湖北巴东县。

益智：广东阳东县。

薏苡仁：湖北蕲春县。

银杏叶、白果：湖北安陆市。

## 5. 西南地区（43 个品种）

玉竹：湖南邵东县。

珍珠、珍珠母：广东雷州市，广西北海市合浦县、铁山港区、银海区、海城区。

栀子：河南唐河县。

艾片：贵州罗甸县。

白及：贵州正安县。

白芍：四川中江县。

白芷：四川遂宁市。

半夏：贵州大方县、赫章县。

川贝母：四川松潘县。

川明参：四川巴中市巴州区、宝兴县、苍溪县、金堂县。

川牛膝：四川乐山市。

川芎：四川都江堰市。

丹参：四川中江县。

党参：贵州道真县、威宁县，四川九寨沟县。

灯盏花：云南红河州泸西县、弥勒县、个旧市、蒙自县、石屏县、建水县、开远市。

杜仲：四川南江县。

蜂蜜：四川马尔康县。

茯苓：贵州黎平县。

附子：四川布拖县、江油市。

何首乌：四川米易县。

核桃仁：四川理县、平武县、通江县，云南昌宁县、大理州，贵州赫章县。

黑木耳：四川青川县。

厚朴：四川都江堰市、南江县。

花椒：贵州贞丰县，四川汉源县、九龙县、茂县、金阳县（青花椒）、蓬溪县（青花椒），重庆江津市。

黄连：四川洪雅县，重庆石柱县。

金银花、山银花：贵州绥阳县，四川南江县。

灵芝：西藏林芝县、米林县、工布江达县、波密县、察隅县、朗县、墨脱县。

麦冬：四川三台县。

枇杷叶：贵州开阳县，四川成都市龙泉驿区、双流县、荣县、资中县。

秦艽：四川金川县。

青蒿：重庆酉阳县。

三七：云南文山州。

石斛：贵州赤水市，四川夹江县，云南龙陵县、芒市。

天麻：贵州大方县、雷山县，四川广元市、乐山市、平武县，西藏林芝县、米林县、工布江达县、波密县、察隅县、朗县，云南昭通市。

铁皮石斛：云南广南县。

头花蓼：贵州织金县。

乌梅：四川达县。

续断：贵州织金县。

玄参：贵州道真县。

薏苡仁：贵州黔西南州。

猪苓：四川九寨沟县。

## 6. 西北地区（25 个品种）

百合：甘肃兰州市。

半夏：甘肃西和县。

川贝母：陕西太白县。

大黄：甘肃礼县、宕昌县、武都县。

大枣：甘肃靖远县、张掖市临泽县，宁夏灵武市、同心县，陕西省清涧县、延川县，新疆阿克苏市、阿拉尔市、库车县、新和县、沙雅县、温宿县、阿瓦提县、坷平县、若羌县、农二师 36 团。

丹参：陕西商洛市。

党参：甘肃文县。

冬虫夏草：青海。

杜仲：陕西略阳县。

蜂蜜：甘肃两当县，青海贵德县。

附子：陕西汉中市。

315

甘草：甘肃民勤县。

枸杞子：宁夏银川市、卫宁灌区，甘肃靖远县。

核桃仁：陕西黄龙县、宜君县，新疆阿克苏市、阿拉尔市、库车县、新和县、沙雅县、拜城县、温宿县、阿瓦提县、乌什县、坷平县、叶城县、莎车县、泽普县、麦盖提县、巴楚县，甘肃积石山县。

黑木耳：甘肃康县。

花椒：甘肃陇南市、秦安县，陕西凤县、韩城市。

黄芪：陕西子洲县。

绞股蓝：陕西平利县。

木瓜：陕西白河县。

山茱萸：陕西周至县。

石榴皮：陕西西安市临潼区。

酸枣仁：陕西延安市。

细辛：陕西宁强县。

银杏叶、白果：甘肃徽县。

## （二）农产品地理标志品种

截至 2014 年底，农业部颁发《中华人民共和国农产品地理标志登记证书》所登记的 175 个农产品道地药材品种的 366 个产地如下。

### 1. 华北地区（27 个品种）

百合：山西平陆县。

柏子仁：山西中阳县。

北沙参：内蒙古喀喇沁旗。

柴胡：河北涉县。

大枣：山西柳林县、交城县、临县、襄汾县、永和县，天津北辰区、静海县。

党参：山西平顺县。

蜂蜜：山西壶关县。

荷叶、藕节：河北磁县、隆尧县、洪洞县、曲沃县、闻喜县、襄汾县。

核桃仁：山西古县、黎城县、蒲县、孝义市。

黑豆：山西神池县。

黑木耳：内蒙古阿尔山市、扎兰屯市，山西沁水县、夏县。

花椒：山西芮城县。

桔梗：内蒙古喀喇沁旗。

驴皮：山西广灵县。

绿豆：内蒙古赤峰市阿鲁科尔沁旗。

玫瑰花：北京门头沟区。

肉苁蓉：内蒙古阿拉善左旗、阿拉善右旗、额济纳旗。

桑椹：山西阳城县。

山药：山西汾阳市、平遥县、孝义市。

山楂：山西闻喜县、泽州县。

山茱萸：山西阳城县。

石榴皮：山西临猗县。

锁阳：内蒙古阿拉善左旗、阿拉善右旗、额济纳旗。

杏仁：山西广灵县。

亚麻子：山西神池县。

紫菀：河北安国市。

## 2. 东北地区（19个品种）

百合：辽宁凌源市。

赤小豆：黑龙江农垦局。

大蒜：辽宁海城市。

大枣：辽宁朝阳市。

蜂蜜：吉林集安市。

蛤壳：辽宁东港市。

核桃仁：辽宁绥中县。

黑豆：辽宁彰武县。

黑木耳：黑龙江海林市、呼玛县、穆棱市、尚志市、伊春市铁力市、嘉荫县、伊春区、友好区、上甘岭区、五营区、红星区、新青、汤旺河区、乌伊岭区、乌马河区、翠峦区、带岭区、南岔区、美溪区、西林区、金山屯区、铁力局、双丰局、桃山局、朗乡局，辽宁抚顺县。

鹿茸：黑龙江勃利县。

绿豆：黑龙江泰来县，吉林洮南市。

牡蛎：辽宁庄河市。

牛蒡子：辽宁庄河市。

人参：吉林集安市、靖宇县，辽宁本溪县、宽甸县。

生姜：辽宁盖州市。

石决明：辽宁大连市旅顺口区。

瓦楞子：辽宁大连金州区。

五味子：吉林集安市，辽宁本溪县。

亚麻子：黑龙江兰西县。

## 3. 华东地区（47 个品种）

巴戟天：福建南靖县。

白何首乌：江苏滨海县。

白花蛇舌草：江西东乡县。

鳖甲：山东鱼台县、章丘市，浙江余姚市。

穿心莲：福建漳浦县。

大蒜：江西上高县、玉山县，山东安丘市、兰陵县。

大枣：安徽阜阳市，山东宁阳县、邹城市。

丹参：山东莱芜市。

蜂蜜：江西上饶县，山东临沂市。

佛手：浙江金华市。

覆盆子：江西德兴市。

青果：福建福州市仓山区、马尾区、晋安区、福清市、长乐市、闽侯县、闽清县、罗源县、连江县、永泰县。

瓜蒌皮、天花粉：山东高唐县、济南市长清区。

蛤壳：山东寿光市、文登市。

海螵蛸：山东日照市岚山区。

莲子、荷叶、藕节：山东章丘市、临沂市河东区和兰山区、沂源县，浙江建德市。

核桃仁：山东费县、济南市历城区、平度市、章丘市。

黑豆：福建漳平市。

黑木耳：山东胶南市。

花椒：山东章丘市。

金线莲：福建明溪县。

金银花：江西临川区。

菊花：安徽亳州市谯城区、涡阳县，山东嘉祥县。

龙眼肉：福建泉州市鲤城区、长乐市。

驴皮：山东东阿县、无棣县。

茉莉花：福建福州市仓山区、马尾区、晋安区、福清市、长乐市、闽侯县、闽清县、罗源县、连江县、永泰县。

牡蛎：山东荣成市。

牛蒡子：山东苍山县。

前胡：安徽宁国市。

全蝎：山东临沂市蒙阴县、平邑县、费县、沂南县、沂源县。

山药：安徽泾县，江西南城县、瑞昌市，山东嘉祥县、金乡县。

山楂：山东临朐县。

生姜：山东昌邑市、平度市。

石决明：山东荣成市。

石榴皮：江苏徐州市，山东枣庄市峄城区。

铁皮石斛：福建连城县，浙江武义县。

瓦楞子：山东荣成市。

乌鸡：福建泰宁县，江西泰和县。

西洋参：山东文登市。

薏苡仁：福建宁化县，浙江缙云县。

银杏叶、白果：山东文登市、郯城县。

泽泻：江西广昌县。

猪牙皂：山东邹城市。

## 4. 中南地区（26个品种）

薄荷：河南新乡市。

鳖甲：河南固始县。

大蒜：河南杞县。

粉葛：湖北钟祥市。

蜂蜜：湖北崇阳县。

茯苓：湖南靖州县。

瓜蒌皮、天花粉：河南安阳市。

蛤壳：广西合浦县。

荷叶、藕节：广西贵港市覃塘区，河南新郑市。

核桃仁：广西天峨县。

黑木耳：湖北房县。

厚朴：湖北建始县。

金银花：河南新密市。

菊花：河南巩义市、开封市，湖北麻城市。

荔枝核：广西桂平市、合浦县。

龙眼肉：广西平南县。

牡蛎：广西钦州市。

山药：湖北蕲春县。

山楂：河南辉县市。

生姜：河南博爱县、上蔡县，湖南江永县。

铁皮石斛：广西桂平市、容县。

乌鸡：广西东兰县，湖南怀化市。

五倍子：湖北竹山县。

薏苡仁：湖北蕲春县。

## 5. 西南地区（29 个品种）

八角茴香：云南文山州富宁县、广南县、马关县、麻栗坡县、西畴县、丘北县、砚山县、文山市。

半夏：四川仪陇县。

草果：云南文山州马关县、麻栗坡县、西畴县、文山市。

川贝母：重庆城口县。

川明参：四川苍溪县、阆中市。

大蒜：云南大理州。

大枣：四川罗江县。

蜂蜜：四川黑水县、九寨沟县、青川县，重庆武隆县。

干姜：四川犍为县。

莲子、荷叶、藕节：云南澄江县，重庆永川区。

核桃仁：西藏朗县，重庆城口县。

黑木耳：四川宣汉县，西藏亚东县。

花椒：四川越西县，云南昆明市西山区、永善县，重庆江津区。

僵蚕：四川宁南县、会东县、德昌县、西昌市（含西昌农场）、冕宁县、普格县、会理县、金阳县、甘洛县、雷波县、喜德县、盐源县、布拖县。

腊梅花：重庆北碚区、南岸区。

龙眼肉：四川泸州市江阳区、纳溪区、龙马潭区、泸县、合江县、叙永县。

枇杷叶：四川泸州市纳溪区、眉山市仁寿县、石棉县。

桑椹：四川盐边县。

山药：四川米易县。

生姜：四川乐山市五通桥区、内江市东兴区，重庆潼南县。

石斛：云南龙陵县。

石榴皮：四川攀枝花市，云南会泽县、建水县、蒙自县。

天麻：四川荥经县，西藏波密县。

乌鸡：贵州赤水市，云南南涧县。

薏苡仁：云南师宗县。

郁金：四川崇州市。

苎麻根：四川大竹县。

## 6. 西北地区（27 个品种）

大黄：青海果洛州。

大蒜：甘肃徽县，青海乐都县，陕西兴平市，新疆昭苏县。

大枣：陕西彬县、佳县、阎良区，新疆生产建设兵团、策勒县、皮山县、墨玉县、洛浦县、民丰县、托克逊县。

当归：甘肃宕昌县。

党参：甘肃宕昌县、渭源县。

蜂蜜：宁夏盐池县，新疆布尔津县、尼勒克县、沙雅县、特克斯县。

甘草：宁夏盐池县。

枸杞子：甘肃瓜州县，青海都兰县、得令哈市、格尔木市、乌兰县，新疆精河县。

荷叶、藕节：陕西山阳县。

核桃仁：陕西洛南县、山阳县、商洛市丹凤县，新疆巩留县。

红花：新疆裕民县。

红芪：甘肃陇南市武都区。

黄芪：甘肃宕昌县，宁夏德隆县。

鹿茸：新疆生产建设兵团。

附
录

绿豆：陕西横山县。

玫瑰花：新疆于田县。

秦艽：宁夏德隆县。

肉苁蓉：新疆生产建设兵团，新疆于田县。

山药：新疆皮山县。

石榴皮：新疆策勒县、皮山县。

乌鸡：宁夏彭阳县。

小茴香：新疆策勒县。

雪菊：新疆民丰县、皮山县。

薰衣草：新疆霍城县。

亚麻子：宁夏固原市原州区、盐池县。

伊贝母：新疆巩留县。

## 四、药材之乡

国务院发展研究中心、中国林业产业联合会、中国药文化研究会等单位发布或命名的"中国药材之乡""中国林药之乡""中国道地药材之乡"等荣誉称号有47个品种52个产地如下。

### 1. 华北地区（6个品种）

知母之乡——河北历县

党参之乡——山西长治县

红枣之乡——山西稗山县

山药之乡——山西平遥县

黄芪之乡——山西浑源市（恒山）、内蒙武川县

甘草之乡——内蒙古杭锦旗

### 2. 东北地区（2个品种）

人参之乡——吉林抚松县

鹿茸之乡——辽宁西丰县

## 3. 华东地区（18 个品种）

金银花之乡——山东平邑县

阿胶之乡——山东东阿县

薄荷之乡——江苏南通市

蟾酥之乡——江苏启东县

浙贝之乡——浙江宁波市鄞州区

杭菊之乡——浙江桐乡市

麦冬之乡——浙江慈溪市

蜈蚣之乡——浙江岱山县

珍珠之乡——浙江诸暨市

白术之乡——浙江磐安县

玄胡之乡——浙江东阳市

山茱萸之乡——浙江淳安县、安徽歙县

木瓜之乡——安徽宣城市

白芍之乡——安徽亳州市

半夏之乡——安徽阜阳市

枳壳之乡——江西靖安县

泽泻之乡——福建建瓯市

太子参之乡——福建柘荣县

## 4. 中南地区（7 个品种）

琥珀之乡——河南西峡县

山楂之乡——河南林州市

茯苓之乡——湖北罗田县、湖南靖州县

天麻之乡——湖北英山县

木耳之乡——湖北保康县

桔梗之乡——湖北英山县

何首乌之乡——广东德庆县

## 5. 西南地区（10 个品种）

三七之乡——云南文山州

银耳之乡——四川通江县

川贝之乡——四川松潘县

黄连之乡——重庆石柱县、四川雅安市

珍珠之乡——广西合浦县

罗汉果之乡——广西永福县

白果之乡——广西兴安县

蛤蚧之乡——广西大新县

天麻之乡——贵州赫章县

草果之乡——云南马关县、金平县

## 6. 西北地区（4 个品种）

党参之乡——甘肃陇西县

当归之乡——甘肃岷县

黄芪之乡——甘肃陇西县

枸杞之乡——宁夏中宁县

# 附：中国大宗道地药材产地

根据有关专家资料（胡世林《中国道地药材》、王强和徐国均《道地药材图典》、彭成《中华道地药材》)统计分析,目前我国常用大宗道地药材有 132 个品种 142 个产地,分列如下。

怀牛膝——河南武陟县

附子——四川江油市

建泽泻——福建建瓯市

高良姜——广东徐闻县

知母——河北易县

独活——湖北巴东县

秦归——甘肃岷县

云归——云南中甸县

紫草——新疆和静县

紫菀——河北安国市

黄芪——山西浑源县

324

毛苍术——江苏金坛市

白术——浙江磐安县

云木香——云南丽江市

潞党参——山西平顺县

台党——山西五台山

纹党——甘肃文县

味连——四川石柱县

延胡索——浙江东阳市

温郁金——浙江瑞安市

川牛膝——四川天全县、龙安镇

香附——山东东明县

怀山药——河南焦作市、沁阳县

伊贝母——新疆伊犁哈萨克自治州

浙贝母——浙江鄞县

平贝母——吉林抚松县

明天麻——贵州遵义市

关龙胆——黑龙江杜尔伯特蒙古族自治县

北沙参——山东莱阳市

甘草——内蒙古杭锦旗、新疆巴楚县

红芪——甘肃武都县

川芎——四川都江堰市

巴戟天——广东高要市

甘松——青海黄南藏族自治州

杭麦冬——浙江慈溪市

川麦冬——四川绵阳市

杭白芍——浙江东阳市

亳白芍——安徽亳州市

赤芍——内蒙古多伦县

人参——吉林抚松县

三七——云南文山壮族苗族自治州

胡黄连——西藏亚东县

禹南星——河南禹县

太子参——江苏宜兴市

怀地黄——河南温县

大黄——青海果洛藏族自治州

关防风——黑龙江杜尔伯特蒙古族自治县

黄芩——河北承德市

银柴胡——宁夏盐池县、内蒙古鄂托克前旗

天花粉——河南安阳市

益智仁——海南屯昌县

砂仁——广东阳春市

关大力——黑龙江五常市

鸦胆子——香港九龙区

沙苑子——陕西大荔县

宣木瓜——安徽宣城市

资丘木瓜——湖北长阳土家族自治县

江枳壳——江西清江县

化橘红——广东化州市

广陈皮——广东新会区

山茱萸——浙江桐庐县

吴茱萸——贵州铜仁市

连翘——山西晋城市

栀子——湖南涟源市

猪牙皂——山东邹城市

枸杞子——宁夏中宁县

建莲子——福建建宁县

湘莲子——湖南湘阴县

荜茇——云南盈江县

郁李仁——内蒙古固阳县

乌梅——福建上杭县

辽五味——吉林集安市

诃子——云南保山市

酸枣仁——河北邢台市

栝楼——山东长清区

红椒——四川汉源县

肉苁蓉——新疆和田地区、内蒙古乌拉特前旗

锁阳——内蒙古阿拉善左旗

石斛——云南彝良县、广西隆林县

麻黄——内蒙古阿鲁科尔沁旗

薄荷——江苏太仓市

香薷——江西新余市

广藿香——广东高要市、海南万宁市

怀红花——河南濮阳市

东银花——山东平邑县

密银花——河南密县

杭菊花——浙江桐乡市

滁菊——江苏滁州市

亳菊——安徽亳州市

肉桂——广西防城区

杜仲——贵州遵义市

紫油厚朴——湖北恩施市

川厚朴——四川三台县

温厚朴——浙江龙泉市

凤丹皮——安徽铜陵市

关黄柏——黑龙江饶河县

川黄柏——四川峨嵋山市

钩藤——广西兴安县

关木通——辽宁清原满族自治县

冬虫夏草——西藏巴青县

云苓——云南维西傈僳族自治县

茯苓——湖北罗田县

儿茶——云南西双版纳傣族自治州

艾片——贵州罗甸县

青黛——福建仙游县

阿魏——新疆阜康市

蟾酥——江苏启东市

龟板——湖北荆州市

梅花鹿茸——吉林双阳区

乌鸡——江西泰和县

蛤蚧——广西南宁市

珍珠——广西合浦县

麝香——四川茂汶羌族自治县、西藏边坝县

广地龙——广东南海市

蛤蟆油——吉林长白朝鲜族自治县

金头蜈蚣——湖北随州市

五花龙骨——山西榆社县、甘肃庆阳市

朱砂——湖南新晃侗族自治县、贵州万山区

雄黄——湖南石门县

石膏——湖北应城市

薏苡——山东牛庄镇

小茴香——四川简阳市

麦饭石——天津蓟县

滑石——山东莱西市

萝芙木——云南西双版纳傣族自治州

广防己——广东肇庆市

八角茴香——广西南宁市

玉竹——浙江新昌县

香榧——浙江诸暨市

云连——云南怒江傈僳族自治州

正北芪——内蒙古固阳县

羌活——青海

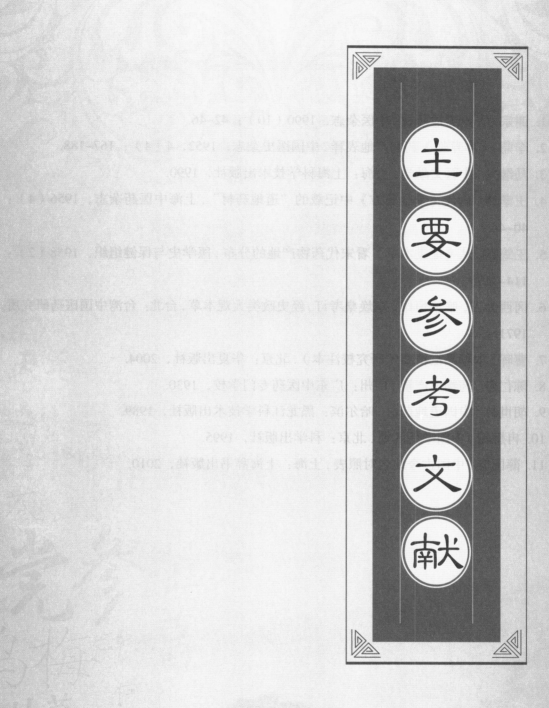

# 主要参考文献